只想**瘦**这里
——体型矫正减肥法

〔韩〕宋美娟 著

韩国减肥名医、
英国IBC世界TOP100医疗专家、
总统委任医师

Lili 译

湖南科学技术出版社

图书在版编目（ＣＩＰ）数据

　　只想瘦这里 ——体型矫正减肥法 / （韩）宋美娟著 ；Lili 译.
-- 长沙 ：湖南科学技术出版社，2013.8
　　ISBN 978-7-5357-7727-0
　　Ⅰ．①只… Ⅱ．①宋… ②L… Ⅲ．①减肥－方法
Ⅳ．①R161
　　中国版本图书馆 CIP 数据核字(2013)第 137357 号

"The Ultimate Diet Guide for Correcting Body Shape" by Song Mi Yeon
Copyright ©2012 Song Mi Yeon
All rights reserved.
Originally Korean edition published by VITABOOKS, an inprint of Health
Chosun Co. Ltd
The Simplified Chinese Language edition © 2013 Hunan Science & Technology
Press
The Simplified Chinese translation rights arranged with VITABOOKS, an inprint of
HealthChosun Co. Ltd　 through EntersKorea Co., Ltd., Seoul, Korea.
著作权合同登记号：18-2013-80

只想瘦这里——体型矫正减肥法

著　　者：（韩）宋美娟
译　　者：Lili
责任编辑：周　妍　李文瑶　杨　旻
出版发行：湖南科学技术出版社
社　　址：长沙市湘雅路 276 号
　　　　　http://www.hnstp.com
邮购联系：本社直销科　0731-84375808
印　　刷：长沙超峰印刷有限公司
　　　　　（印装质量问题请直接与本厂联系）
厂　　址：宁乡县金洲新区泉洲北路 100 号
邮　　编：410600
出版日期：2014 年 2 月第 1 版第 2 次
开　　本：710mm×1000mm　1/16
印　　张：11
字　　数：150000
书　　号：ISBN 978-7-5357-7727-0
定　　价：39.00 元

序
体型矫正是减肥成功关键

　　如果问大家：“为什么想减肥呢？”相信大部分的人都会回答：“为了健康。”不过，我们真的是为了健康而减肥吗？在诊疗室里面看到前来求诊的肥胖病患者，绝大多数都拥有相似的体型，几乎都是微驼、忧郁且无精打采。所谓的肥胖，是身体里残留了过多的能量无法被消耗，因而才以脂肪的形态被贮存在体内，然而，这些多余能量到底是跑到哪里去了呢，以至于这些肥胖的患者们看起来连移动的力气也没有，还必须到医院来求诊？

　　所谓的减肥，并不只是减轻体重而已，也是帮助身体恢复原本健康状态的一个方法。也就是让我们恢复最适合我们个人的体型与体重，让我们的身体能更有效地进行代谢，那么就不会囤积不必要的脂肪，而已经囤积的脂肪也能被转换成能量来使用。如果只是想要减轻体重而进行减肥，反而会因为身体的代谢系统紊乱，因而产生“反弹现象”。

　　体型矫正减肥法的核心概念是利用改正错误的姿势来找回原本正常的体型。因为长久以来的错误姿势与习惯就是让我们的体型变化、变形的元凶。

　　当我开始将减肥结合“体型”来进行治疗时，最常听到病患的疑问就是：“真的只要体型正确，就会变瘦吗？”不过“正确的体型”这句话其实包含了多种层面的意义在里面。

　　体型的变化多半是由于肌肉的错误延展与收缩而造成。就像是一整天盯着手机或是电脑的人，由于长时间持续脖子向前的姿势，因此会一直延展后颈的肌肉，然后前颈的肌肉会一直萎缩。而穿着高跟鞋站一整天的人，则会变成骨盆往前面掉，肚子往前推的体型；并且会常腹肌松弛为腰痛所苦。

像这样体型的变化并不只是单纯地反映在身体变化上，连心灵也会跟着变化。这也就是中医里面，身心不可分离的"身心医学观点"。因为歪斜的体型让心情跟着忧郁，促使身体吃下更多的东西，也因此陷入"体重不断增加，然后心情更加忧郁，又吃更多东西"的恶性循环中。

最重要的就是切断这样变胖的恶性循环。然而，从哪里开始切断这个循环非常重要，适当体型的治疗可以说是最重要的一把钥匙，也就是开始减肥的出发点。一边恢复适当的体型，我们的身体和心灵也会同时找回原有的热情，才能够更积极地度过未来健康的人生。

这世界上没有不劳而获的事情。减肥也是一样。在生活中有一个必须纳入优先考量的就是"愉快的运动"。希望对于各位读者而言，这本书能找回健康并且成功减肥。

Contents

前言　错误的减肥方法将会搞坏你的身体 | 1

1 既不累又不会有反弹现象的体型矫正减肥法
**不需要挨饿
就能以体型矫正法来瘦身**

只要矫正歪斜的体型就能成功瘦身 | 8
错误的姿势让体型也跟着改变 | 11
只要改正姿势就会有减重的效果 | 14
这就是答案，在生活中的正确姿势 | 16
没有好好舒缓僵硬的肌肉，体型就会改变 | 20
有时间的话就做伸展运动吧！| 21
锻炼内肌肉比外肌肉还重要 | 25
你的肌肉健全指数有多少呢？| 27
以 CORE 运动来强化肌肉 | 29
除了减重效果外，好处多更多 | 31

2 核心 CORE 运动和适合体质的菜单
**在第2个月
减轻10％的体重**

体型矫正减肥法，请你跟我这样做 | 36
4 种体型诊断，你是哪一种体型呢？| 38
上半身肥胖，乌龟型 | 40
中段肥胖，袋鼠型 | 43
全身肥胖，蜘蛛型 | 46
下半身肥胖，蚂蚁型 | 49
健康的饮食习惯是减肥的基础 | 52
选择适合自己体质的食物 | 56
在 2 个月内减轻 10％的体重 | 62
特别课程：1天3杯让减肥更容易！能让你变轻盈的汉方茶

为了完成有效率的减重所设计的体型对策

3 8周火力全开
CORE 运动计划

体型矫正减肥法是针对个人量身打造的个别化课程 | 70
暖身与舒缓运动 | 73

上半身肥胖的乌龟型　8周火力全开课程

阶段 1
腹部结实运动：平举手臂抬起上身 | 81
去除手臂赘肉：趴着，手撑地抬起上半身 | 82
动动肩膀关节：转动手臂 | 83
背部线条运动：延展胸部与腰部 | 85

阶段 2
消除腹部赘肉：提膝，平举手臂抬起上身 | 87
延展背部：趴着，抬起上半身 | 89
打造腰部线条：手脚交互碰触 | 91
锁骨线条运动：侧躺斜抬上半身 | 92

阶段 3
恢复腹部弹力：脚步伸直抬起上半身 | 93
伸展背部：坐姿撑地抬腿 | 94
消除背部赘肉：趴着呼吸100次 | 95
挥别拜拜袖：屈腿伏地挺身 | 97

中段肥胖的袋鼠型　8周火力全开课程

阶段 1
脊椎气血顺畅运动：屈腿抬起上身 | 99
柔软股关节：人鱼动作1 | 100
消除侧腹赘肉：侧躺抬起上半身 | 101
打造腿部线条：跪姿单脚抬起 | 102

阶段 2
腹肌运动：开膝抬起上半身 | 103
延展腹部帮助消化：人鱼动作2 | 104
弹力翘臀运动：跪姿单手单脚举起 | 105
小蛮腰线条运动：跪姿侧延展 | 106

阶段 3
核心肌群训练：船式 | 107
消除腰侧赘肉：人鱼动作3 | 108
消除背部和腿部的肌肉：下犬式单脚抬起 | 109
强化侧边肌肉运动：单脚抬起侧延展 | 110

全身肥胖的蜘蛛型　8周火力全开课程

阶段1
舒缓腰酸：猫式延展 | 111
训练手臂肌力：侧坐提臀 | 112
腹部肌力运动：转动腰椎 | 113
消除背部赘肉：顶峰式 | 114

阶段2
矫正体型：猫式抬起手脚 | 115
强健肩膀关节：侧平板式 | 116
按摩脊椎：滚背式 | 117
背部线条运动：游泳式 | 118

阶段3
平衡感运动：单脚侧平抬 | 119
强化肩膀关节，锻炼腹部：星式 | 120
背部按摩：抓腿后躺 | 121
强化肩膀关节：改良式伏地抬腿 | 122

下半身肥胖的蚂蚁型　8周火力全开课程

阶段1
消除大腿赘肉：侧躺单脚抬起 | 123
大腿内侧运动：躺卧双膝夹抱枕 | 124
美腿运动：伸腿动作 | 125
消除大腿内侧赘肉：侧躺提膝 | 126

阶段2
下半身矫正运动：侧躺，夹抱枕抬腿 | 127
大腿前侧肌肉运动：跪姿后仰 | 128
锻炼腹肌：直腿欢呼式 | 129
帮助下半身血液循环：侧躺活动腿部 | 130

阶段3
紧实翘臀运动：蹲下起立 | 131
下半身肌力训练：侧平抬单脚踢 | 132
强化臀部肌肉：以臀部画圆 | 133
强化全身肌肉：趴式抬腿 | 134

特别课程：只要压一压就能变瘦！经络指压法

4 想瘦哪个部位就瘦哪个部位，最符合个人需求的运动法

毫无缺陷的S LINE
部位雕塑法

绝对修长又纤细的美腿
　　塑造纤细脚踝 | 142
　　打造毫无罗圈腿的完美小腿 | 143
　　消除腿部水肿 | 144
　　雕塑修长紧实的腿部线条 | 146
　　消除大腿赘肉 | 147

充满弹力的圆俏美臀
　　让下垂的臀部UPUP | 148
　　消除臀部赘肉 | 149

性感诱惑的S曲线
　　打造纤细紧致的腰部曲线 | 150
　　消除腰侧赘肉 | 151
　　丰满诱人的胸部 | 152
　　型塑毫无赘肉的美背 | 153
　　塑造结实的小腹 | 154

纤细又紧致的手臂
　　打造纤细又修长的手臂 | 155
　　消除手臂的赘肉 | 156
　　雕塑迷人的锁骨线条 | 157
　　打造成充满女人味的肩膀曲线 | 158

巴掌小脸与优雅的颈项
　　消除双下巴 | 160
　　打造巴掌小脸 | 161
　　雕塑优雅颈部曲线1 | 162
　　雕塑优雅颈部曲线2 | 163
　　特别课程：关于中医减肥的疑问Q&A

前言
错误的减肥方法将会搞坏你的身体

吃肉减肥法、断食减肥法、"1200Cal（1卡＝4.128J）"卡路里减肥法、单一食物减肥法……这是一个充斥着各式减肥法的世界。甚至，像是苹果减肥法、玉米饼减肥法、蜂蜜水减肥法、香蕉减肥法、柠檬减肥法……好像只要在前面加上一种食物名称就会变成一种新的减肥法一样。但是，为什么人们在挑战了这么多种的减肥法之后，却每次都失败呢？是因为意志力不够？懒惰？因为要顾及人际关系？还是因为反复的压力又导致乱吃？其实，问题就出现在你所尝试过的所有减肥法，一味地想要"减肥"是绝对无法减肥的。

只要说到"减肥"，人们脑中就会浮起卡路里三个字，加上瘦身专家们也都再三强调"增加卡路里的消耗，减少卡路里的摄取"。这句话就医学的观点来看，一点都没有错。如果少吃一点，多动一些，每天可以减少"老本"1000Cal的话，那么一个礼拜就可以减掉1Kg。大部分的人在订下减肥作战计划时，多半也都会依循这个原则，把重点放在怎么做才能减少卡路里的摄取上。只要开始减肥，就会先发狠地把食量减少一半，还会开始进行根本撑不了三天的运动。

这样做的话，在减肥的初期的确会有非常好的效果，如果能够持之以恒的话，的确也能得到很棒的成果。不过最大的问题在于，一旦你改变了减肥时期的饮食与运动量，那么体重也会随之增加。也就是说，你必须要一辈子完美地管控自己的食量以及运动量，才能够维持想要的体重。而且，以限制摄取卡路里的方式来减肥，成功与否全取决于个人的意志，因此需要非常强的忍耐力与自制力。然而这个意志随时有可能崩塌，这也就是"节食"最大的盲点。

持续反复地进行节食的另一个缺点就是我们的身体就会变成瘦不下来的体质。不论吃再少，体重也不会像之前那样容易下降，不管再怎么运动，也只是累积疲劳而已，体重计根本一动也不动。即使是稍微减轻了一点点体重，也无法阻挡后来体重的直线上升。到最后变成只能感叹地说：
"我是连喝水也会胖的体质。"

不知不觉间，身体状况也大不如前。总是觉得疲劳无力、身体水肿、皮肤粗糙没有光彩。手脚冰冷、睡也睡不好，一年到头常常感冒，体力下降，即使睡觉也无法恢复元气，不知道为什么总觉得肩膀僵硬，腰部疼痛而且走不了一会就受不了。

如果说，你试遍了各式各样的减肥方法却都无法瘦下来，那么原因只有一个，那就是到目前为止，你所尝试过的减肥方法搞坏了你的身体。

健康的身体不会囤积不必要的脂肪

就西医而言，肥胖是因为人体里有太多没被消耗的能量，也就是说当你摄取的卡路里远超过需要消耗的卡路里时，就会产生肥胖问题。因此，一般都会开给患者抑制食欲或是抑制脂肪吸收的药，来帮助患者减少摄取过多不必要的卡路里，并且透过运动来强制减掉已经囤积在人体内的体脂肪。

但是，减肥并不单纯的只是和卡路里的战争而已，即使是控制食物的摄取，也无法阻挡体内的脂肪的囤积，只要摄取的能量减少，卡路里就会自动转化为备战状态，并将一定的能量以脂肪的形态贮藏起来。如果大家只把减肥的重点放在减轻体重上，不仅会让我们的身体失去健康代谢的功，同时还很有可能导致比减肥之前更胖，甚至健康也变糟的结果。

反过来说，中医把过多的脂肪看成是不正常的老废物质，健康的身体会消耗大部分的能量，不会让过多不必要的能量留存在体内，也不会累积不正常的老废物质。所谓中医的减肥治疗，就是打造一个健康的身体，这也取决于我们人体的气血循环是否顺畅。

打造健康的身体比减肥更重要

就中医观点而言，气和血是人体能量供给的来源。我们摄取饮食后，就会转化成无形的"气"和有形的"血"。像这样，气和血以一定的节奏在人体里循环着，将能量供给到全身每个角落，所以，气血循环和健康有着密切的关系。中医里有所谓"通则不痛，不通则痛"这样的说法，也就是说，气血循环正常的话，就能维持健康的身体。如果气血循环产生障碍，无法流通而滞留在体内，那么身体就会产生异常。

肥胖也是因为气血循环障碍而导致身体失去均衡的现象。若是完全无视于身体的不均衡现象，只是一味地节食的话，就会让身体不均衡的现象更加严重，结果最后变成不论实行什么减肥法或运动法都瘦不下来的身体。一般而言，只要听到"中医减肥"，大多数的人都能了解是透过改善体质来打造一个不会变胖的体质。如果大家能够理解肥胖的原因是气血循环障碍与代谢问题，而导致脂肪的过度囤积，那么就可以了解透过改善体质来减肥和健康的原理是一脉相通的。

事实上，很多人常说要减肥，到中医诊所来就诊。但是，对于因能量过剩而转化成脂肪被储存起来的人而言，到底什么药才是有用的呢？尤其是因为年纪增长而变胖的中年女性，或是因为持续地减肥失败而导致身体也跟着变坏的人，很多时候不管使用什么样的药方都瘦不下来。这种情形又称为虚胖，也就是身体虚弱而造成的肥胖。不是因为体内的能量不足，而是能量无法好好地被运用而囤积成脂肪，造成要使用的能量不足。像这种情形，必须要使用药方来补足气，并且疏通体内血气堵塞的地方，达到体内的均衡后，身体就能自然地瘦下来了。

以体型矫正法来打造健康又美丽的身体

从中医的观点来看，所有疾病的成因都是气血循环障碍，所以常使用中药、针灸和拔罐等中医治疗来帮助我们体内的气血循环，让代谢恢复正常并且重新找回健康的身体。

其实医院里实行的减肥法都大同小异，随着病患的体质与肥胖程度的不同，透过多样的方法来让我们的身体，恢复正常的代谢才是目的，缺点是这种中医治疗没有专家的协助是无法进行的。

那么，难道就没有自己一个人也能进行的方法吗？本书中介绍的体型矫正法，就是不会危害健康，又能帮我们身体恢复正常的代谢，并且达到减肥目的的方法之一。

体型矫正减肥法的原理相当简单不过却受用无穷，如果能够矫正歪斜的体型，气血循环就能变顺畅，代谢功能变正常，也是让身体分解不需要的脂肪的必须要件。事实上，我们常常发现，本来是为了矫正体型而来接受推拿治疗的病患，后来大腿瘦了一大圈，虽然本意不是减肥，却同时获得了健康与减肥的双重效果。

体型矫正减肥法的重点是矫正姿势与核心——CORE 运动

在体型矫正减肥法中，最重要的就是姿势和体型。错误的姿势是造成体型歪斜的主要原因，也因此，矫正姿势可以说是打开体型矫正减肥大门的钥匙。还有，如果能够维持正确的姿势的话，就能让姿势肌（postural muscle）发达，并且提高基础代谢量，长期下来就能够让身体变成不易胖的体质。而让姿势肌，也就是内在的肌肉好好运作的运动，就是CORE运动。

CORE 运动不只能帮助我们锻炼稳固骨骼和关节的内肌肉，还可以同时达到体型矫正以及减重的效果。CORE 运动课程是以脊椎和骨盆为中心，由一个肌肉群发达为主的动作构成，优点是可以根据自己的体力来调节运动强度，因此不论是谁都能轻松地实行。

对于局部肥胖相当有效

体型矫正减肥法对于在一般减肥法中难以瘦下来的局部肥胖具有卓越的效果。虽然说减少卡路里的节食法和运动法可以减少全体的脂肪量，不过并无法让你随心所欲地想瘦哪里就瘦哪里。但是，体型矫正减肥法却是可以达到的。就中医而言，长出赘肉的部位是因为体内循环不顺畅所引起，只要解决那个部位的循环问题，自然就能消除多余的赘肉了。

而且就算目标不是减重，只要进行体型矫正之后，自然地手臂与腿变得纤细，上、下半身都会变成匀称的体型。和之前歪斜的体型相比，身高能再高1~3cm左右，脖子、肩膀、腰、骨盆部位的疼痛以及头痛、消化障碍、生理痛等慢性疾病通通会消失。因此可以说是一个既简单，又能帮助身体更健康、效果又好的课程。

现在，就让我们透过体型矫正减肥法来挑战找回健康美丽的身体吧！就从最简单的开始，就是在日常生活中维持正确的姿势，然后进行丝毫不受时间、空间限制、不需任何道具器材就能做的CORE运动，一起来打造美妙的身材吧！

1

肥胖的原因不只是单纯地吃得多、动得少的问题，不管再怎么减肥也瘦不下来，正是体型歪斜所造成的，不均衡的体型会让人体的新陈代谢下降并且引发肥胖。从现在起，只要平常维持正确的姿势，并进行CORE运动来帮助矫正体型，就能够让你轻松拥有想要的身材。

既不累又不会有反弹现
象的体型矫正减肥法

不需要挨饿
就能以体型矫正法
来瘦身

只要矫正歪斜的体型
就能成功瘦身

　　来到门诊中心求诊的患者，只要听到我说要从矫正歪斜的体型开始，绝大部分都会相当讶异。因为他们的内心期待的是能帮助减肥的中药以及抑制食欲的针灸，怎么会是从矫正体型开始呢？每个人都有了这样的疑惑，的确，歪斜的体型会导致肥胖，就算透过减肥的方式减重成功，却没有根除根本的原因，身体还是会再度发胖。对于要减肥的人来说，比将每日饮食控制在1200Cal（1Cal＝4.182J）更重要的事情，就是矫正歪斜的体型。

　　体型歪斜的话，我们体内的代谢也会受影响。大家不妨想象，歪歪曲曲的河道比笔直的河道更容易因为囤积而堵塞，相同的，歪斜的体型也会堵塞气血循环，更容易将多余的能量囤积称为脂肪的老废物质。

　　局部肥胖多半来自于体型的不均衡。因为骨盆歪斜导致于腹部循环不佳，而造成腹部与大腿部位容易囤积体脂肪，而骨盆向后倾，形成像鸭子屁股一样的情形，是因为臀部肌肉松弛与大腿后侧累积了脂肪的关系。肩膀与背部不正的人，由于上半身循环不佳，因此导致肩膀、背以及手臂上都长出了赘肉。也因此，只要矫正体型，让身体的循环恢复顺畅，那么自然地这些赘肉也会慢慢地被消耗。只要维持正确姿势去除了造成肥胖的原因，身体就不会再囤积不需要的脂肪，也将会毫无"溜溜球效应"。

　　尤其是对那些体重过重又一身赘肉，不过体力却很弱被称为"虚胖体质"的人，一般人只要说到减肥，就会立刻想到从节制饮食开始，不过对于虚胖的人来说，减少食量不仅不能减肥，反而会造成水肿等其他问题。对付虚胖型的肥胖，必须要先让身体恢复正常的代谢，才可以开始体型矫正。

曾经，有一个身高158cm，体重77kg的女生来到我们的中医诊所。她不仅为慢性疲劳与压力所苦，而且嗜睡的情形非常严重，是非常典型的虚胖型肥胖。我除了开药方帮助她恢复体力，并且以针灸疗法来疏通气血循环以外，还同时帮她进行矫正体型的推拿治疗以及CORE治疗，经过一个月，就成功瘦下9kg。原本心情忧郁以及肩颈酸疼的情况也逐渐好转，增加了减肥的信心之后，相信她以后一定能持之以恒，一直到拥有健美的身体为止。

对于曾经多次减肥失败的人来说，减肥失败的经验会产生无力感以及挫折感，成为减肥的障碍。在这种时候，如果能实行矫正体型的运动，不仅能够舒缓压力，同时还能增强想减肥成功的欲望。不过很可惜的是，大家总是要到腰部酸痛或是肩颈痛到不能忍受才会想要到医院来求诊，而对于自己已经歪斜的体型漠不关心。光是就脊椎侧弯的情形来看，坐着读书的学生或是上班族，几乎85%都有脊椎侧弯的情形，这个事实也正好可以说明现代人的体型歪斜问题有多么严重。

在路上经常看到走路的时候晃动脚踝的人、肩膀一边耸起或是内八的人，像是裙子或裤子的中线会一直跑到某一边，或是内衣的肩带只有一边会滑落的状态，这些都是体型歪斜的证据。

很多人只要想到减肥就立刻联想到挨饿，从来都没有想过要矫正歪斜的体型。现在，请想要减肥的人，站在镜子的前面好好地审视自己的体型。只要通过矫正体型，来帮助身体体内的循环，恢复顺畅，自然就不会囤积不必要的脂肪，而能变身成为健康又美丽的身材了。

我需要矫正体型吗?

□常常觉得疲劳。

□属于神经敏感的类型。

□有健忘症。

□偶尔感觉晕眩。

□很难熟睡。

□有持续1个月以上的慢性疼痛。

□有慢性的消化异常现象。

□因为疼痛的关系不能走很久。

□过了发育期，脚的尺寸还继续变大。

□手脚冰冷。

□平常疼痛或是不舒服的感觉都只出现在同一边。

□觉得自己的姿势不正确。

□脊椎好像歪向某一边。

□无法集中专注力长时间读书或做事。

□被人说走路姿势或步伐奇怪。

只要符合5个上述相关症状，就有必要矫正歪斜的体型。

大部分体型的问题都是因为不正确的姿势所造成的，长时间持续一个错误姿势，脊椎就会弯曲变形。而本来应该对称的肌肉，也会因为长时间一边放松一边紧缩而开始歪斜。一个部位不均衡，就会像骨牌效应一样，其他的部位也跟着开始变化。

　　一旦错误的姿势变成习惯，那么就会引发非常多的肌肉疼痛。像是连续几个小时以不正确的姿势坐在电脑、电视前或是习惯把电话或是手机夹在肩颈之间来讲电话。

　　其实大部分的人在工作或坐着的时候，姿势都是不正确的。像这样不自觉的错误姿势会带给肌肉很大的负担并导致变形，这点是大家一定要注意的。

　　想要舒服地休息时所采取的姿势更是危险。相信大家都有这样的经验，星期天在家里躺着休息一整天之后，隔天反而觉得更疲劳。不论是斜躺在沙发上，或者把下巴靠在沙发椅背上看电视，甚至是趴着看书等，这些姿势都会加重脖子、肩膀与腰部的疲劳。如果因为疲劳的缘故而想整天都用错误的姿势躺着或趴着的话，我们的身体反而没有办法得到真正的休息。哪怕是一下下，也应该要站起来活动一下平常没有使用的肌肉与筋骨，做一下能帮助血液循环的伸展动作，这样才能真正消除疲劳。

　　我很好奇大家现在是用什么样的姿势在读这本书呢？请大家不要忘记，就是因为日常生活中的这些错误的姿势对你的身体造成不好的影响，才会导致你变胖的喔。

☑Check

我的体型歪斜得多么严重呢?

□两边肩膀的高度不一。

□两边胸部的高度与大小不一。

□臀部下垂。

□小腹下垂或突起。

□两脚合并站直时,大腿合不起来。

□两脚合并坐在椅子上时,小腿部不会碰到。

□两脚合并站着时,膝盖呈现向内或向外。

□习惯单边背着包包。

□一个礼拜会穿3次以上超过6cm的高跟鞋。

□立正站好时,两边的手与身体间的空间不一。

□驼背,无法长时间维持挺直的姿势。

□无法久走。

□走路的步伐奇怪。

□总觉得肚子里鼓鼓的,消化不良。

□左右骨盆高度不一。

□打开膝盖弯下身时,一边的背与腰会耸起。

□躺直时,两边手或脚的长度不一。

□要趴着或侧睡才睡得着。

□习惯睡高的枕头。

□固定会磨破鞋子的其中一边。

□一天之中有很长的时间待在书桌前。

□肩膀的肌肉常僵硬酸痛。

□手、脚、手臂经常发麻。

□常常不自觉驼背。

□时常腰痛。

0~3个 体型歪斜度10%

相信你一定听过人家称赞你的姿势正确或是体型端正。而且，到目前为止还没有感觉到哪个部位特别疼痛或是僵硬。但是，即使这样也绝对不能松懈。从现在开始，一定要常常留意维持正确的姿势与体型。

4~3个 体型歪斜度30%

以前不会这样，但不知怎的突然间身上开始出现赘肉，也没特别做什么事情却觉得非常疲倦，而且无法集中注意力。这就是体型歪斜的初步症状，现在不好好矫正体型的话，会从局部肥胖变成全身肥胖。

4个以上 体型歪斜度70%

相信你应该有感觉自己的体型是歪斜的吧。觉得全身僵硬不适，只要稍微想要做点事情或是走久一点就立刻觉得浑身不舒服。说不定连控制饮食来减肥也没什么效果。不只是为了减重，就算是为了健康，体型矫正是当务之急。

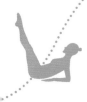

只要改正姿势就会有减重的效果

正确的姿势能增加能量的消耗

无意识的歪曲动作不只会妨害身体的循环，而且还会让身体变成容易囤积脂肪的体质，也会诱发压力型肥胖。事实上，也有研究结果显示，正确的姿势会抑制食欲，而不正确的姿势会让心情变忧郁，引发暴食的可能性。加上如果长时间持续不正确的姿势，血液循环会变差，产生橘皮组织，腹肌松弛，造成肚子里囤积了非常多的脂肪，严重的话就会造成腹部肥胖的现象。错误的姿势不只会让你的身材毫无可看性，还会影响到健康层面。

而光是保持正确的姿势，就可以增加能量的消耗，这就是一个非常棒的减肥方法。事实上，根据日本曾经发表的论文指出："维持正确的姿势"比起"不正确的姿势"能提升25%的代谢率。就像是坐直的话，很自然地腰部和背部就会施力，正确姿势能使用到正确的肌肉，就能消耗更多的能量。同样的，在吃饭时，如果能够以正确的姿势坐着吃饭，那么就能够很快感觉到饱足感，也能预防暴食。当你的脊椎维持正常的姿势不向前倾时，也就表示你的身体准备好要开始燃烧不必要的脂肪了。

正确的姿势能提升基础代谢量，不仅能达到减重的效果，同时，还能长久维持已减轻的体重。通常大喊着自己喝水也会胖的人，绝大多数都是身体的基础代谢率很差的人。

如果说减肥的成败取决于基础代谢量的高低，一点也不为过。

所谓的基础代谢量，指的是人体为了运作所需要的基本能量。简单来说，也就是指心脏跳动、消化以及思考时所需要的能量总和。如果超过

20岁的话，基础代谢量每年会减少1%~2%。所谓中年肥胖就是因为年纪的增长，基础代谢量下降而发生的情形。这也就是为什么食量和运动量明明和以前差不多，不过却每年都比去年胖一点的原因。一般而言，男性的基础代谢量比女生多10%，随着身体的体积越大、活动量越小、年纪越大，基础代谢量会越低。

强化内在肌肉就能提升基础代谢量

在基础代谢量中占比例最多的就是肌肉运动量的代谢，很多专家都会建议减肥的人要运动，基础代谢量也会提升。以正确的姿势来强化内在的肌肉也能帮助提升基础代谢，和骨头关节紧密连在一起的内在肌肉与从外面看起来凹凸不平毫无弹力的肌肉相比，能消耗更多的能量，这是由于内在的肌肉在消耗能量时，会活络氧气供给的缘故。

再次提醒大家，只要努力维持正确的姿势，就能强化会消耗较多能量的内在肌肉，而且能帮助提高基础代谢量，最后变身为不易胖的体质。特别是为了预防年纪增长而产生的肥胖，进行体型矫正减肥法是绝对必要的。

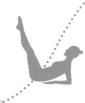

这就是答案，
在生活中的正确姿势

只要改变习惯就能成功减重

　　想要拥有端正的体型必须先从正确的姿势开始，而正确的姿势必须从平常的生活中开始养成习惯。

　　如果持续地意识到应该要挺起腰椎的话，那么在这个动作中运用到的肌肉就会在它们该在的位置中起作用，好好的维持端正的体型。然而，因为姿势是一种习惯，一下子很难改变，不过反过来想的话，却也是最简单的减肥方法。也不用每天挨饿，更不是要每天有氧运动1个小时。想要改变姿势，不需要忍受什么天大的痛苦。只要能多花一点心思时刻关注自己的姿势，就能帮助减重，甚至还能照顾到健康。

　　那么，在日常生活中该怎么做，才能打造正确的姿势呢？首先，睡起来之后，先伸懒腰10次。伸懒腰虽然是很简单的动作，不过却能促进代谢、让体内充满元气，甚至具有帮助脊椎好好整列的效果。伸懒腰时，双手指尖和双脚脚尖都要施力延展。这样才能唤醒睡眠中松弛的肌肉与迟缓的神经，刺激夜间下降的血液循环，帮助排出老废物质。相同的，睡觉前也应该要伸懒腰，如此一来能够帮助舒缓白天活动时僵直的肌肉以及停滞的气，也能帮助提升睡眠的品质。

为了健康也应该要维持正确的姿势

　　坐在椅子上的姿势对于我们脖子的健康有绝对性的影响。虽然站着时我们全身的重量会分散在骨盆上，不过坐着时，全身的重量都靠脊椎在支撑。如果错误的姿势变成习惯的话，包覆着骨头和关节的肌肉的平衡就会破坏、连带地影响体型，产生变化。像这样不只会产生局部肥胖问题，也会产生慢性肌肉疼痛以及各种肌肉关节的疾病。

小时候，我们就常常听到长辈说要坐好，不过其实我们并不知道到底应该要怎么坐才是不伤害脊椎的正确坐姿。

坐在椅子上时，常常会屁股向后，肚子向前推，但是，这并不是正确的姿势。应该是要维持臀部、腰部与背部成一直线。尤其要注意的是，抬起下巴的话会伤害颈椎，而下巴应该要跟肚脐是垂直的。

想要改正这些姿势需要一段时间，就算不考虑体重，哪怕是为了健康也应该要积极地矫正姿势。那么，就让我们更具体地来了解一下什么是正确的姿势吧！

● 坐姿

以错误的姿势坐着持续很久，会诱发颈部与腰部的疼痛。坐在椅子上时，头、脖子与腰部要成一直线。从侧面看时，耳朵要跟肩膀成一直线才是正确的姿势。

很多人在使用电脑或是看书时都有脖子向前倾的习惯。如果能把电脑荧幕的高度调整到跟眼睛的高度相当的话，自然就能维持正确的姿势。

脖子向前伸，身体弯曲向后坐的姿势对腰部的健康非常不好。跷脚坐的姿势会让脊椎倾斜，而产生很多脊椎疾病，要特别注意。坐在地板上时，腰和背部要打直，而且一定要注意头、脖子和腰部成一直线。

＊坐着时，头、脖子和腰要成一直线。

＊从侧边看时，耳朵和肩膀要成一直线。

＊坐在椅子上时，脚掌要确实踩地。

＊坐在椅子上后把椅子拉向书桌前，一直到肚子碰到书桌。

＊坐在地板上时，背靠着墙壁，单脚膝盖立起。

＊开车时，背、腰与臀部要靠在椅垫上，椅背往后调低10度。

＊在电脑荧幕下垫厚的书，让荧幕与视线平行。

• 站姿

对脊椎最不好的姿势就是驼背。让头、脖子与腰部成一直线的姿势是最正确的，自然挺胸的生活习惯非常重要。刚开始时如果把肩膀过度地住后折，很可会觉得不舒服。不过如果习惯正确的站姿后，肌肉就能开始维持在它们该在的位置，会觉得非常舒适。

将体重平均地放在两只脚上也跟挺胸一样重要。

将重心放在某一边的站姿会伤害骨盆和脊椎，导致从腰部往腿部下来的神经迟缓，而诱发疼痛的可能性。习惯将重心放在单边站立的人，左右骨盆的高度也多半不一样。不过，万一遇到要久站的情形，那么将重心轮流放在单边站反而是个减少脊椎和腿部负担的方法。这时最好每隔5~10分钟就换脚，交换一下重心。

＊肩膀放松，脸朝向正面，下巴微微向下。

＊从侧面看骨盆、肩膀与耳朵成一直线，背部打直。

＊坐地铁或坐公车时，轻轻抓住手把，一只脚略向前方站。

＊立正姿势站着时，双脚要打开与肩同宽。

＊洗头时要坐着，头不要前弯，淋浴时以略微抬头的方式来洗头。

＊在洗手台洗脸时，膝盖微弯减轻腰部的负担。

＊不要时常单手拿或背包包，应该两边互相替换。

• 卧姿

人一天约有1/3的时间是躺在床上，也因此卧姿对于脊椎的健康有很大的影响。趴睡或侧睡的姿势，时间越久越会带给脊椎负担。事实上，侧躺时对腰椎的负担是平常躺直的三倍。但是，要转换睡眠的姿势并不容易，当姿势不舒服就不容易入睡，而且睡着后也很难意识到睡着的姿势，这点非常难改变。

　　枕头的高度也很重要。用过高的枕头睡觉时，刚开始会感觉肌肉疼痛，不过久而久之，会因为神经迟缓而发展成椎间盘问题。

　　但是不使用枕头睡觉也不好。会对脖子和脊椎造成伤害。适合成人的枕头高度是4~8cm，以枕着时能感觉舒适为主。

　　＊偏硬的床垫对脊椎比较好。

　　＊腰部较弱的人可以在腿部加垫子来减轻腰部的负担。

　　＊枕着枕头躺着时，脖子应些微往后，最好是胸部比头略高的姿势较佳。

　　＊侧躺时膝盖微弯，在两腿之间夹坐垫。

　　＊枕着枕头时，背部应贴靠床面不要拱起。

　　＊不要使用太过硬或太过松软的枕头。

　　＊趴睡的姿势对呼吸和心脏不好，因此应该尽可能避免。

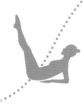

没有好好舒缓僵硬的肌肉，
体型就会改变

坐在椅子上也能进行的伸展操

长时间持续相同的动作，身体的循环和代谢都会下降，肌肉会变得僵硬而产生疼痛。尤其是长时间坐在书桌前的学生或是上班族更容易有脖子和肩膀肌肉僵硬的情况，如果压力大，循环就会更差，症状也会更严重。

僵硬的肌肉也许只要热敷或是休息几天就会好了，但是如果情况一直持续，就可能会导致肌肉萎缩或是身体变形。因此平常只要有时间，应该就要尽可能舒缓僵硬的肌肉。

即使是正确的姿势，只要同一个动作持续超过30分钟以上，也会伤及脊椎以及周围的组织而导致肌肉僵硬。此时尽量每30分钟换一下姿势，并且做一下能帮助舒缓肌肉并且适度活动关节的伸展运动。只要简单的努力，不仅能帮助我们维持身体的正常循环、消除疲劳并且帮助减轻压力，还能减少肌肉、脊椎与内脏器官的负担，对于减肥和健康都相当有帮助。

有时间的话就做伸展运动吧！

脊柱伸展
　　骨盆持正，让腰部的肌肉和脊椎放松往下弯，具有能帮脊椎再整列的效果。

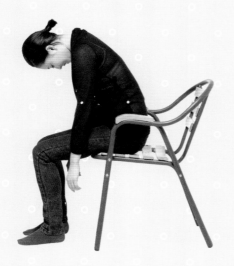

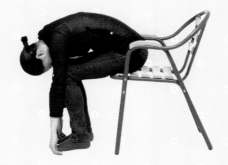

1 坐着，不要靠着椅背，双脚打开与肩同宽。上半身放松，依序从头—颈部—肩膀—背部—腰部等部位慢慢地往下弯。

2 下到底后维持这个动作10秒，充分地延展脊椎。此时自然的呼吸即可。抬起上半身的时候和弯下的时候一样要慢慢地进行。

腰部伸展

    在骨盆持正不动的状态下转动腰部，因此能强化腰部周围的肌肉的柔软性。

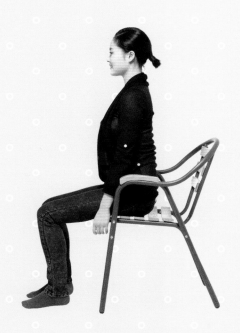

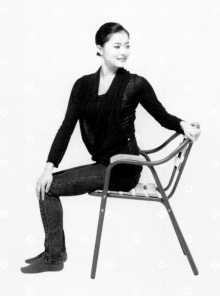

1 坐着，不要靠着椅背，双脚打开与肩同宽。

2 上半身往左边转，左手顺势放到后方椅背，右手轻放在左边膝盖上。维持10秒后，一边吐气一边慢慢地将身体再转向左边多一点。回到原位置后，反方向也以相同方向进行。

臀部伸展

　　舒缓臀部肌肉的压力，增加股关节的活动，让下垂松垮的臀部恢复弹性。并具有矫正O形腿的效果。

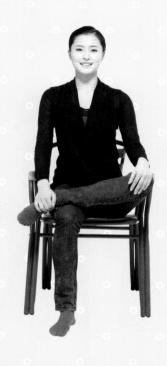
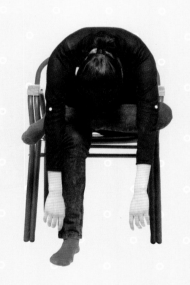

1　坐着不要靠着椅背，双脚打开与肩同宽，将左脚抬到膝盖上。双手自然放置于双脚膝盖上。

2　吸气后吐气，然后依序慢慢地弯下头部→颈部→肩膀→背部→腰部。上半身放松，维持这个姿势约10秒，自然地呼吸。一边吸气一边慢慢地回到动作1。

腿部伸展

能舒缓大腿后面的核心肌肉群与小腿肌肉，帮助血液循环顺畅与消除腿部水肿现象。

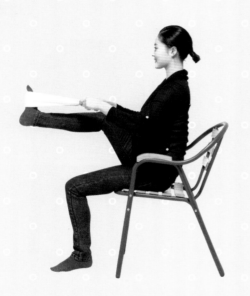
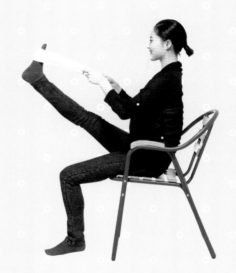

1 坐在椅子上，单脚抬起，将毛巾挂于脚底，双手抓住毛巾两侧。

2 吸气后，一边吐气一边慢慢地拉着毛巾将膝盖打直。这个姿势维持10秒后，慢慢地吐气并弯曲膝盖。然后换边进行。

锻炼内肌肉
比外肌肉还重要

我们身体的肌肉大致可以分成两种。一是从外观可以看到的突起肌肉，以及在外肌肉下，包覆着骨头和关节的内肌肉。外肌肉主要在进行走或是跑等转动性的动作时发挥力量，而内肌肉的功能在于维持关节的安定与帮助稳固体型。所以内肌肉必须要能正确地运作，才能帮助人体维持正确的姿势。

一些"姿势很奇怪"的人，很可能是内肌肉已经出现状况。举例来说，像是腹部的内肌肉变弱的人，肚子会凸出来，臀部也会往后掉，而且骨盆也会跟着歪掉。而背部的内肌肉变弱的话，背部和腰部会歪斜，骨盆也会跟着歪。骨盆和膝盖如果都歪斜，就很容易变成我们常在老人家身上看到的佝偻姿势，也就是弯腰驼背的样子。如果骨盆两侧的内肌肉变弱的话，臀部就会向左右垮掉，形成我们俗称的鸭子屁股。

内肌肉只要错误地使用很容易就会弱化，特别是运动严重不足的上班族。长期读书的考生也常因为错误的姿势而导致脊椎侧弯，这些人都非常需要内肌肉运动。

如果我们能进行强化内肌肉的运动，就能帮助姿势和体型的矫正的效果极大化，就算体重没有减少，也能帮助消除赘肉，打造美丽的轮廓。还有，内肌肉运动能活动到平常没有使用的肌肉，因此能帮助提高基础代谢量，变成"燃烧脂肪"（Fat buming）的体质。

你的内肌肉有好好正确地被使用吗?

□常常听别人说你的姿势不正确。

□常觉得肩颈部位沉重。

□稍微运动一下就觉得疲倦。

□爬山回来后全身酸痛。

□可以在短时间用力，但是无法长时间持续。

□长时间运动的话，手和脚都会痛。

□在闭着眼睛的状态很难沿着线好好地走。

□平常几乎不做伸展活动。

□双腿肌肉比全身肌肉发达。

□走路像鸭子一样很沉重。

只要符合 5 个以上项目的话，就表示你错误地使用了你的肌肉。运动、登山或是像日常生活里的行动绝大部分都是使用外肌肉，能正确地使用内肌肉的话，就能燃烧脂肪并且不容易感觉疲劳。

你的内肌肉健全指数有多少呢?

透过不同部位的肌肉延展，来单独的测试一下内肌肉的柔软度与延展性吧?

脖子1　在背部完全打直的状态下，下巴往胸部方向弯。

1. 一点都不累。
2. 有点累。
3. 累。
4. 很累。
5. 非常累。

脖子2　在背部完全打直的状态下，下巴向右转到和肩膀成一直线，然后换边进行。

1. 一点都不累。
2. 有点累。
3. 累。
4. 很累。
5. 非常累。

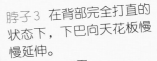

脖子3　在背部完全打直的状态下，下巴向天花板慢慢延伸。

1. 一点都不累。
2. 有点累。
3. 累。
4. 很累。
5. 非常累。

背部上方与肩膀1　举起一只手向上伸向背后，另一只手向下，双手在背后互碰。然后换边进行。

1. 一点都不累。
2. 有点累。
3. 累。
4. 很累。
5. 非常累。

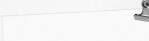

背部上方与肩膀2　双脚打开与肩同宽，站着，弯下上半身直到手掌贴地。

1. 一点都不累。
2. 有点累。
3. 累。
4. 很累。
5. 非常累。

背部上方与肩膀3　背部贴地躺着，单脚呈90度抬起，此时抬起的脚膝盖不能弯曲。

1. 一点都不累。
2. 有点累。
3. 累。
4. 很累。
5. 非常累。

腹部 背部贴地躺着，抬起上半身和腿呈 V 字形，维持 30 秒。这时要维持脚跟推、脚尖勾的姿势。

1. 一点都不累。
2. 有点累。
3. 累。
4. 很累。
5. 非常累。

臀部与大腿 在站着的状态下，单脚向后抬，手向后抓住脚，使脚贴近臀部。动作进行时，背部要打直。

1. 一点都不累。
2. 有点累。
3. 累。
4. 很累。
5. 非常累。

下半身 双脚打开与肩同宽，两手在两侧水平伸直，在这状态中做坐下的姿势。

1. 一点都不累。
2. 有点累。
3. 累。
4. 很累。
5. 非常累。

1. 一点都不累。因为平常的姿势正确，所以是相当健康的体型。

2. 有点累。还不到很严重的程度。不过如果这个情形持续下去的话，肌肉会产生僵硬情形，最好能常常进行伸展体操。

3. 累。已经可以看出体型开始呈现不均匀的样子了。因为肌肉萎缩，身体正开始变形中，最好从现在起，努力在日常生活中维持正确的姿势，并且不间断地实行伸展体操。

4. 很累。非常需要注意，如果放着不管很可能会导致需要就医的严重后果。是需要积极地自我治疗的阶段。

5. 非常累。最好能到医院去求诊。相信应该是常为疼痛所苦，因此需要与治疗并行。

以CORE运动
来强化内肌肉

CORE运动让减重的效果极大化

如果能够锻炼包覆着关节和骨头的内肌肉，也就是核心部位的肌肉，那么就可以达到最大的减重效果。

最常和内肌肉一起被使用的CORE肌肉，又称为中心部或是核心肌群，指的是除了腿部之外的全身肌肉。背部、腹部、腰、臀与骨盆都是属于核心肌群，就是稳定住脊椎所有肌肉的统称。

人类的所有动作都和核心肌肉有关，如果没有核心肌群的话，我们会连坐也不能坐，站也不能站。因此，为了矫正因为错误的姿势而导致歪斜的体型，第一步就是应该要强化能帮助抓稳脊椎的核心肌群。

但是，CORE肌群并不是能由外看到的肌肉，而是在身体内部的肌肉，因此进行一般运动并不会有成效。就像如果想要让肌肉变大应该要进行重量训练，想要增进心肺功能应该要进行健走或是跑步等有氧运动，一般的伸展操只具有舒缓肌肉的效果，并不具强化核心肌肉群的功效。

其实，就算是看起来相当结实精壮的"洗衣板"腹肌，体内的核心肌群也有弱化的可能。甚至也有人在核心肌群相当脆弱的状态下硬是要做腹肌运动，因而引发了筋骨的疾病而到医院求诊。

CORE运动能打造美丽的身材

如果说重量训练是透过瞬间肌肉的收缩和放松来让肌肉变大，CORE运动就是反复地利用缓慢且低强度的运动来锻炼内肌肉群。所以，CORE运动的目的绝对不是让肌肉变大，如果一边的肌肉缩短或变长的话，我们的体型也会跟着产生变化。如果要让已经变短或萎缩的肌肉恢复原样，那么就要让它们能够各自负责各自角色的责任，这也就是CORE运动的终极目标。

CORE运动是为了那些因为错误的习惯而罹患筋骨疾病的人所设计的肌群活络运动。像是时常毫无原因一直喊累的无力症、腰部疼痛；因为颈椎和脊椎变形而导致的椎间盘问题等，CORE运动可以说是能解决这些大大小小问题的最佳运动。

CORE运动是以治疗为目标而创造出的运动，所以不论是小孩或是老人家都能轻易地跟着进行，不仅不会带给关节和韧带伤害，还能同时达到放松舒缓以及强化肌肉的效果。换句话说，CORE运动是一个不需要特别的努力且轻松就能让你拥有曼妙身材的运动。

除了减重效果外，
好处多更多

就中医观点而言，CORE 是非常重要的部位。在中医里，最理想的人体状态是头寒足热。也就是说，想要维持健康并达到人体的均衡，最好的状态是头部凉凉而脚心热热的。而能够帮助维持头寒足热状态的最关键部位就是 CORE 部位。

人体中有两种气。一个是温暖的火能量，称为火气，另一个是冰凉的水能量，称为水气。如果想要维持人体的均衡并且达到最佳的健康状态，水气应该要往上流动，让头部维持清新并且凉快，而火气要往下流，让位于腹部的脏腑和下腹部维持温暖的状态。这也就是水升火降。反过来，如果火气向上而水气向下的话，就会破坏身体的平衡而导致各种疾病。

CORE 就等于是中医里的丹田，也就是形成生命中心的部位。命门是火之始，可以视为是让身体产生热能的根源。也因此，如果能够锻炼丹田，也就是 CORE 部位的话，就能够缓和上升的火气，并让温热的气往下集中，调和并让我们的身体维持健康的状态。就中医的观点而言，锻炼丹田不仅能提升整体的健康，还能维持人体的均衡，变成不易累积脂肪的身体。

对应于核心肌群的肌肉主要都是身体内部的经筋。所谓的经筋，指的是位于经络流通部位的肌肉，不是一条一条的肌肉，而是指以功能为单位的肌肉群。因此，强化核心肌群，指的就是强化相同功能的内侧经筋，核心肌群要能毫无问题地运作，才能达到外在流动的血脉与阴阳的平衡与畅通。

对慢性疾病也有效

体型矫正减肥法能帮助稳固人体的中心骨骼，因此能够解决脊椎侧弯所造成的各种疼痛，还具有能预防其他疾病的效果。透过姿势与体型的矫正，连脖子或是颈部僵直所引起的偏头痛也会消失，能舒缓紧张的肌肉、帮助神经传达与血液循环，让心神安定。透过正确的姿势，也能减少因为压力所造成的暴食，对于减肥有实质的帮助。

如果进行CORE运动，能强化腹部肌力，让下腹部维持温热感。还能减轻其他的妇科疾病症状。本来为生理痛所苦的病患们，在经过体型矫正治疗后，令病患们也大呼神奇的是，之前的不适感完全消失了。因为掌握了生殖系统和消化系统的核心力量被强化了，连内部的脏器也变得健康，像便秘和消化不良等症状也改善了。

只要透过体型的矫正就能够消除疲劳并且提升睡眠品质。有很多即使睡了超过8小时以上，按三餐时间好好地吃饭，却还是一天到晚都觉得很疲劳的人，这些人大半都拥有错误的姿势。错误的姿势导致肌肉僵硬，让即将前往脑部的血液循环受到阻碍，集中力和注意力也会跟着产生问题。

通过CORE运动，能够帮助体内的循环，让累积在体内的老废物质排出，不仅能消除水肿情形，连疲劳也会消失得无影无踪。

● 头痛

在医学上，造成头痛的原因超过数百种，很难找出具体的原因。但是以错误的姿势长时间坐着、疲劳或是天气冷时，肩颈就会僵直，那么CORE运动是相当有效的。它能帮助舒缓肩颈部位的肌肉，改善整体的循环并缓和头痛症状。

● 妇科疾病

如果腹部的核心肌群变弱的话，那么支撑着骨盆的力量也会变弱，不仅会造成骨盆前倾，连体内的脏器也跟着前倾。尤其是女性如果下腹部的脏器前倾的话，血液循环也会变差，而引发各种的妇科疾病。透过CORE运动可以让下腹部变温暖，舒缓生理痛或是经期不顺。

- 便秘

便秘多半是大肠里的水分不足、本身气力不足或是大肠运动不活络所造成的。其中，大肠运动不活络所造成的情形，通过 CORE 运动能够帮肠子拉高回原来的位置，帮助肠子蠕动，舒缓便秘情形。

- 脖子与腰部疼痛

透过 CORE 运动能够舒缓紧张的肌肉，也能够减少肩膀、背以及腰部的疼痛。还有，能帮助人体恢复原本的均衡，因此不只能预防这类型的疼痛，还能够防止复发。

- 骨质疏松症

对于停经之后的女性而言，因为制造出新骨头的速度远比不上流失的速度，因此非常容易罹患骨质疏松症。CORE 运动能够活络内肌肉，刺激骨骼，增进骨质细胞的作用，增加骨头密度。

- 尿失禁

在韩国，约有40%的女性有尿失禁的困扰。特别多发生在生小孩后，骨盆的肌肉松弛，如果平常能够持续地进行 CORE 运动，就能够强化骨盆的肌肉，预防尿失禁。

- 各种压力型疾病

肌肉的疲劳度降低了，自然压力也会减少。很多为压力性头痛或是消化不良所苦的人，在进行了体型矫正之后，都渐渐好转了。

- 消化不良

如果平常核心肌肉紧张，那么胃和大肠的功能就会低下而引起消化不良。CORE 运动能让消化系统变健康，减轻消化不良的情形。

2

首先，必须检视自己的体型，根据自己的体型来选择适合的核心运动，CORE 运动的优点是不受时间与空间的限制，而且不管是谁都能够轻松地做到。然后搭配正确的饮食观念，你将可以在进行体型矫正减肥法第 2 个月之后看见成效。

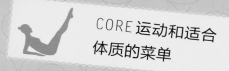

CORE 运动和适合
体质的菜单

在第2个月
减轻10%
的体重

体型矫正减肥法，请你跟我这样做

根据自己的体型来进行

想要矫正体型，最重要的就是把已经变成习惯的错误姿势矫正过来。不过体型是经过长久时间慢慢地改变的，想要改变姿势与体型当然也需要时间。为了减肥，如果想要在较短的时间内达到矫正体型的效果，那么就需要更积极有系统的体型矫正课程。

不过，当身体歪斜得非常严重，不管多么努力地反复进行动作也只是让身体的疼痛感更加严重而已，因此应该要视自己的情况好好地调整运动的强度，在不勉强的状态下慢慢地进行。

人们虽然生出来时是左右对称的理想状态，不过在经过成长期后，随着生活习惯与环境的变化，颈椎、脊椎与骨盆的位置也会产生变化，渐渐地体型也会变得不对称。人体是有机的连接，只要一个地方发生变化，其他的地方也会像骨牌效应一样跟着产生变化。要掌握个人症状与所处的环境，从身体里最先产生不均衡的部位开始解决是绝对必要的。这也就是为什么需要根据自己的体型来选择适合的课程。

CORE 运动就算有空才做也会有效果

CORE 运动的优点是不受时间与空间的限制，而且不管是谁都能够轻松地做到。

其实，如果是为了减重而必须要做运动的话，相信很多人会觉得很有压力。如果每天都必须运动 1 个小时，恐怕还得要有坚强的决心和意志，通常很多人都撑不过一个礼拜。

相反的，CORE运动只要有空时做就好了，哪怕是10分钟或是15分钟都没关系。虽然有人说如果想要达到减重的效果，那么就必须持续运动长达40分钟以上，不过根据最近的研究报告指出，一次进行长时间的运动，和常常进行短时间的运动，这两种的运动效果并没有很大的差异。

在此推荐给大家的体型矫正减肥法就是不同体型CORE运动课程，这个课程的每个阶段都是由4个动作所组成。

暖身运动10分钟，基本运动30~40分钟，收操舒缓运动10分钟，加起来一共约50分钟到1个小时左右。如果有空的话，一次同时进行4个动作也很好，但是没空的时候挑1~2个动作来做，效果也一样。

如果只有10分钟可以运动的话，那么暖身和收操舒缓各约3分钟，其他时间进行基本动作即可。CORE运动不是让肌肉变大的运动，而是让肌肉变结实的运动，哪怕是很短的时间，每天持续进行是非常重要的。

4 种体型诊断，
你是哪一种体型呢？

随着人们习惯的不同，体型不同，肥胖的部位也会不同。而体型矫正减肥法依据错误的姿势类型将肥胖的体型分成四种。请大家先确认自己体型的问题后，在挑选适合该体型的 CORE 运动来进行吧！

首先是乌龟型。最常出现在长时间坐在电脑前的上班族，因为驼背的姿势，赘肉主要都长在脖子、肩膀、背部与手臂等上半身。

而常穿着高跟鞋走路或是习惯翘着臀部走路的人，和上半身相比，脂肪更容易囤积在下半身，加上运动不足而导致腹肌肌肉变弱，就会变成像袋鼠一样的体型。最可怕的是，袋鼠型的体型如果不加以矫正，就会变成全身肥胖或是产生 O 形腿问题。

同时拥有乌龟型和袋鼠型生活习惯的人，渐渐地会变成蜘蛛型。蜘蛛型体型是指和四肢相比，身体部分明显的比较胖，是长时间形成的肥胖体型。要特别注意的是，蜘蛛型的人如果想靠运动来达到减肥效果的话，对关节和骨头来说可能会有负担。最后则是只有下半身肥胖的蜘蛛型，最常出现在年轻女性身上。虽然原因很多，不过只要透过体型矫正就能解决。

想要确认自己是属于哪一种体型一点都不难。请站在镜子前面，好好地确认一下自己歪斜的部位以及垮掉下垂的部位，或是平常容易感觉疼痛的地方，那么大家都能很轻易地知道自己是属于哪一种体型了。

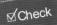

代表性的问题体型

因为错误的姿势而形成的4种体型。

确认自己的体型后，请选择适合自己的CORE运动项目来矫正体型吧。

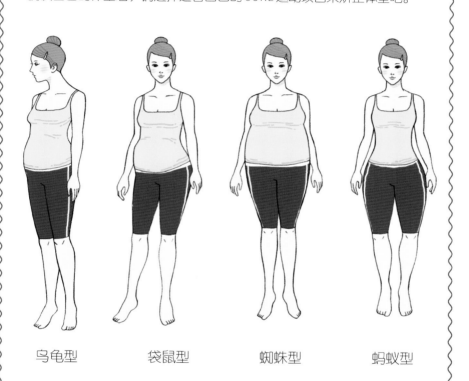

乌龟型   袋鼠型   蜘蛛型   蚂蚁型

上半身肥胖，乌龟型

　　一如其名就是指像乌龟一样，脖子前倾、肩膀向后折的体型。

　　主要易发的族群是从事的工作需要长时间坐在电脑前或是书桌前的人。长时间维持这样的姿势，就会变成后颈和背部满是赘肉、手臂粗壮的体型。

　　肩颈附近的关节感觉僵硬、持续性的肩颈酸痛，严重的情形甚至会有后脑处像是被什么东西拉扯般的疼痛感。从侧面看，如果耳朵没有跟肩膀成一直线，突出肩膀超过2.5cm的话就是乌龟型体型。

☑Check

这样做，容易成为乌龟型！

□ 坐在书桌前的时间很长。

□ 是平板足。

□ 颈椎弯曲。

□ 时常驼背。

□ 非常怕冷。

□ 慢性消化不良。

□ 只有肚子部位发胖。

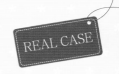

REAL CASE

乌龟型真实案例

"以前怎么减都没用的赘肉消失了!"

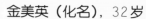

金美英（化名），32 岁

从事电台编剧的金美英小姐为了写剧本，必须长时间坐在电脑前，变成了脖子向前倾的乌龟型体型。平常肩颈严重酸痛，而且为偏头痛所苦。因为驼背的关系，常觉得全身没力，人也变得忧郁。曾经尝试过非常多种的减肥法，虽然或多或少能减少一些体重，不过唯独手臂和腰侧的赘肉怎么减都减不掉。

电台编剧的工作特性，饮食习惯也相当不规律，无法照时间吃三餐，而养成了一次吃就吃很多的暴食习惯，且常吃面粉类的食物，肚子也越来越大。之前反复地尝试节食减肥法而造成体力不济，常常感觉疲倦。

这种情况必须立刻改变饮食习惯和暴饮暴食。首先，应该要规律地按时吃三餐，并且把每一餐的食量缩小为以前的2/3。开始吃早餐后，晚餐的食量也会跟着减少，连暴食的情况都消失了。虽然限制她不能像以前一样吃那么多的面包或是面粉类的食物，不过因为可以正常地吃三餐，所以并没有花很大的力气就改掉了之前大量吃面食的饮食习惯。为了矫正体型，我推荐给她适合乌龟型体型的CORE 运动。她之前为了运动会在家里跑跑步机，所以决定以一天跑步机一天CORE 运动的方式来实施。刚开始时以强化腹部周围的运动为主，等到核心肌群产生了一点力气能稳固住骨盆的位置后，再依序进行能帮助矫正驼背的背部运动。

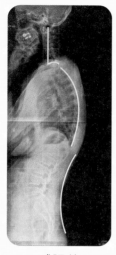

减肥前

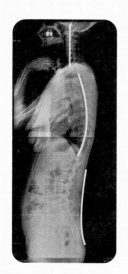

减肥后

改正饮食习惯并开始进行 CORE 运动后约 2 个月，成果相当令人满意。驼背所引起的慢性头痛改善了，看起来也有自信多了，背部和腰侧的赘肉也慢慢变少。她本人最满意的是身体变健康，而且也对人生重新燃起了希望。

减肥前后比较

	减肥前	1 个月后	2 个月后
体重（kg）	63	57	55
腰围（cm）	79	74	70

中段肥胖，袋鼠型

臀部明显向后翘，肚脐周围以及下腹部凸出的体型。

平常长时间穿高跟鞋的人或是坐在椅子上时习惯把臀部往后推的人，不断地把骨盆往前推，而形成肚子突出的体型。如果长时间维持像这样把臀部往后推，把肚子突出来的姿势，就会造成腹部和大腿的肥胖以及O形腿的困扰。

整体看起来，很接近苗条，只有肚子肥胖，还有平常不运动，所以腹肌疲弱，就容易形成袋鼠型体型。这种体型常常伴随着腰部疼痛的症状，并且为便秘或是生理痛所苦。

☑Check

这样做，容易成为袋鼠型！

□常需要站着工作或是跑、跳。

□到了傍晚，腿就会水肿。

□常常穿很高的高跟鞋。

□赘肉集中在肚脐周围与下腹部。

□臀部向后垂。

□平常有腰痛的症状。

□即使减肥，肚子还是一点都不会变小。

□下腹部胀气或是生理痛严重。

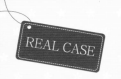

"纵使减肥，肚子和臀部的肥胖还是瘦不下来，这次终于成功了！"

韩妍静（化名），21岁

在美国求学的韩妍静小姐因为过度的学业压力以及忧郁症而有了暴饮暴食的习惯，并且常常以汽水、蛋糕、饼干与三明治等来打发三餐。每次寒暑假回国时就反复地尝试各种减肥法来减掉在学习中增加的体重。过去曾经尝试的减肥法，包含吃食欲抑制剂、针灸减肥法、丹麦减肥法等。前来求诊时，才刚实行断食减肥法，体力不济之外，只要稍微做一点轻微的运动就觉得很累。

她的右边的骨盆向上，右边的肩膀向下，脊椎侧弯而且连头部都已经出现了歪向右侧的现象。加上骨盆前倾，因此让腹部肥胖的情况更为明显，透过 X 光检查，果然骨盆的左右已经不对称了。

如果骨盆歪斜的话，以骨盆为中心的核心肌群也会产生问题，身体的平衡被破坏，下腹部的代谢能力也会下降，这是造成下腹部肥胖最主要的原因。

这时必须接受推拿以及 CORE 运动来帮骨盆找回平衡，并强化 CORE 肌群，还要同时实行饮食疗法。她在来求诊之前才刚进行了 3 周的断食减肥法，因此我建议她从清淡的粥开始吃，再开始慢慢地恢复正常的饮食，不过要把食量减为之前的 2/3，并且进行以 CORE 运动为主的减肥法。

经过 2 个月的治疗后，骨盆回到了原本的位置，腹部肥胖的问题也改善了。透过 CORE 运动成功变身为充满弹性的 S 曲线。还有体力也变好了，疲劳感与无力感消失了。通过体型矫正，也提升了身体的代谢率，再也不用每到放假就为了要减肥而在医院来回奔走，也没有再发生体重急速增加的情况。

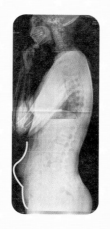 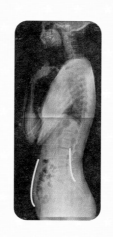

减肥→2 个月后

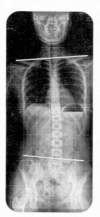 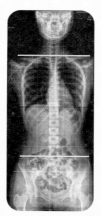

减肥前→2 个月后

减肥前后比较

	减肥前	1 个月后	2 个月后
体重（kg）	67	52	57.2
腰围（cm）	85	79	71

全身肥胖，蜘蛛型

同时拥有乌龟型和袋鼠型姿势的人，只要没有好好矫正体型，就会发展成全身肥胖的蜘蛛型。

这种体型的肥胖问题都只集中在身体，而相较之下手脚等四肢较为细瘦，称为蜘蛛型。同时拥有乌龟型和袋鼠型的错误生活习惯，再加上不太运动的人，非常容易会变成这种体型。蜘蛛型的人多半内脏脂肪多，且常伴随高血压、高血脂以及糖尿病等慢性疾病。

被诊断为蜘蛛型的人，通常都有严重的肩颈疼痛问题。就算为了减肥而开始运动也难以持续。到最后因为持续错误的姿势与运动不足，而掉入了体重不断增加、身体持续变形的恶性循环。

☑Check

这样做，容易成为蜘蛛型！

□上半身有驼背情形。

□一天之中大部分的时间都坐在椅子上。

□高度肥胖。

□超过正常体重已经3年以上了。

□几乎不太运动。

□只要运动，肌肉和关节就会疼痛。

□和身体相比，四肢细瘦。

□虽然尝试过无数的减肥法，不是没效就是因为"溜溜球现象"而复胖。

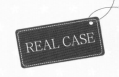

蜘蛛型真实案例

"本来糟糕的身体和健康都好转了。"

尤恩美（化名），29岁

本来担任教职，现正因为健康问题而休息中的尤恩美小姐，光用眼睛看肥胖的问题就非常明显。尤其是肚子严重突出，几乎到了第一次看到她的人会以为她是孕妇的程度。长期服用神经安定剂，而且最需要特别注意的就是这种药的副作用会引发肥胖。同时罹患了糖尿病、高血压、脂肪肝、停经初期以及失眠等问题，几乎是被疾病缠身的状态。

情绪不安，而且充满无力感又缺乏自信。体型的问题也很严重。肚子向前凸，腰向后弯，而且脊椎侧弯相当严重。此外还有驼背情形，加上难忍的腰痛、肩膀痛以及膝盖痛，到了难以运动的程度。

饮食上非常喜欢摄取碳水化合物，尤其是她表示每餐都会吃两碗以上的白饭。首先我劝她将白饭改成五谷饭，并将两碗减成一碗，而其他不足的部分则改以富含纤维质的蔬菜或是豆腐等植物性蛋白质来取代。然后通过体型矫正来减轻压力并且让身体变轻盈，再加上与饮食疗法并行，患者开始轻松地进行。

患者表示平常呼吸不顺常觉得胸闷，结合胸腔呼吸与腹腔呼吸的CORE呼吸法能让原本短促的呼吸变得安定。当呼吸道的肌肉产生肌力，自然而然地腹部的肌肉也开始产生力气。膝盖疼痛则让她主要以躺在垫子上的低强度运动来帮助安定腹肌，以及强化与骨盆相关的肌肉。

经过一个月后，腰部与膝盖的疼痛情形减缓，就慢慢开始有氧运动。高度肥胖的身材，要减掉的体重非常多，所以除了CORE运动之外，必须要同时进行能燃烧脂肪的健走或是室内骑脚踏车等有氧运动。虽然刚开始时喘到不行，不过随着时间的流逝，内肌肉变强壮，便能慢慢地开始消化强度较强的运动了。

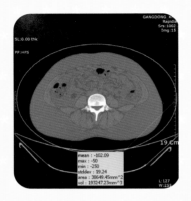

减肥前

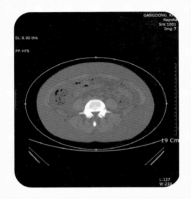

2个月后

减肥前后比较

	减肥前	1个月后	2个月后
体重(kg)	78	72.5	68.7
腰围(cm)	96	90	87

大腿和臀部特别肥胖的体型，易发在需要长时间站立或是喜欢穿高跟鞋的人身上。

这种体型又可以分成脂肪囤积型、肌肉发达型、骨盆歪斜型以及严重水肿型共四种。这样体型多半是许多原因复合在一起，遗传的影响也很大，是最难治疗的一种体型。

蚂蚁型的体型，如果不矫正而放着不管的话，就会造成两条大腿向两侧发展，臀部向后垮的情形，而如果此时还不好好矫正就会让 O 形腿更严重，甚至引发膝盖和腿疼痛的现象。虽然是最难矫正的体型，不过优点是，仅是由骨盆歪斜所造成的下半身肥胖，不需特别的减肥法，只要透过体型矫正，就能轻松得到臀部变翘、大腿变瘦的效果了。

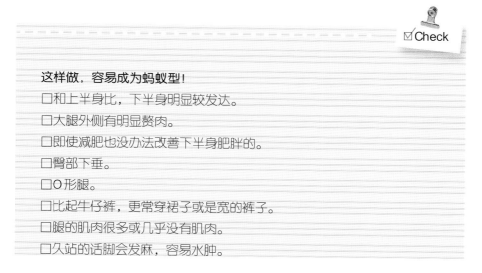

☑Check

这样做，容易成为蚂蚁型！

□和上半身比，下半身明显较发达。

□大腿外侧有明显赘肉。

□即使减肥也没办法改善下半身肥胖的。

□臀部下垂。

□O 形腿。

□比起牛仔裤，更常穿裙子或是宽的裤子。

□腿的肌肉很多或几乎没有肌肉。

□久站的话脚会发麻，容易水肿。

蚂蚁型真实案例 "烦人的下半身肥胖终于消失了。"

申妍希（化名），27岁

　　到医院来求诊的申妍希担任补习班讲师后，在4年内胖了15公斤。一眼就能看出是典型的臀部和大腿肥胖。尤其是两边骨盆的高度和腿的长度有明显差异。

　　她是上午一直要讲课到晚上的补习班老师，所以工作上需要长时间站着，饮食时间不规律加上睡眠时间也不足。由于要一直教课到很晚，所以自然也会晚起，白天上课之前常常随便吃一吃，晚上则经常叫外送来打发，下班后回到家已经超过12点了，只好靠吃巧克力等零食类来消除压力。

　　首先，当务之急是改善不规律的生活习惯。下班后应该尽可能早点上床睡觉，然后早上早点起床以走路或是简单的有氧运动来作为一天的开始。

　　自己做早餐来吃相当麻烦，所以可以以麦片、脱脂牛奶以及水果来取代，中午就一定要吃以五谷和蔬菜为主的正餐。下半身肥胖容易伴随水肿问题，为了防止水肿问题并提升代谢，必须采取低盐分的饮食以及减少外食，外食多半重口味，有害血液循环并且容易造成下半身肥胖。

　　除了饮食的调整外，为了帮助歪斜的骨盆找回原本的位置，进行伸展操来强化骨盆周围肌肉，消除下半身水肿的情形。并以强化下腹部的运动来锻炼核心肌群，促进下半身的循环。虽然说，下半身肥胖是靠一般的减肥法非常难看到成效的肥胖类型，如果尝试体型矫正减肥法的话，就能够把下半身的SIZE缩小到你满意的尺寸。

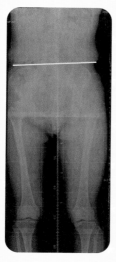

减肥前

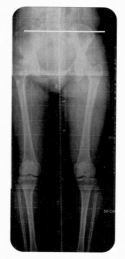

减肥后

减肥前后比较

	减肥前	1个月后	2个月后
体重（kg）	67	52	57.2
腰围（cm）	85	79	71
大腿围（cm）	61/62	57/58	55/55

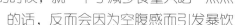

健康的饮食习惯
是减肥的基础

　　如果以正确的姿势和CORE运动来矫正歪斜的体型，就能够提升代谢功能，达到减重的效果，但是也不表示这样就能随便乱吃。

　　所谓的体型矫正，是适用于没有比别人吃得多却不断地变胖，或是变胖后很难减下来的情况。对于轻度肥胖的人或因为体型的不均衡而导致下半身肥胖的人，只要通过体型的矫正就能够达到瘦身的效果，但是对于需要积极减肥的人来说，最好能够和饮食调整同时进行。

一天一定要吃三餐

　　减肥的基本原则是一天一定要吃三餐。规律的饮食习惯才能让身体维持正常的新陈代谢，并且处在容易瘦下来的状态。要减肥的人，一天要吃三餐并且慢慢地减少食量。如果在一开始减肥的时候，就一下子减少食量只吃一点点的话，反而会因为空腹感而引发暴饮暴食，最后导致新陈代谢变差，造成即使吃得比以前少也瘦不下来的状态。

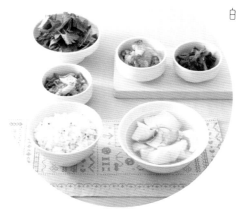

　　在减肥的第1周，只要把食量减少为原本的80%就可以了。之后再试着把食量减少为原本的50%，万一肚子很饿或是没力气，对生活造成不便，最好再增

加具有饱足感且热量低的食物。与其每天一直斤斤计较卡路里，倒不如将心思放在三餐的营养是否均衡上还比较实际。

减少单一碳水化合物

用餐时，最好能摄取以优良的蛋白质与复合碳水化合物为主的餐点。虽然很多人只要说到减肥，就会立刻想到要避免吃肉，不过，减肥最大的敌人其实是面食和砂糖这类的单一碳水化合物。低脂肪的蛋白质，也就是肉类，不只是人体制造肌肉的必需，同时也能帮助降低空腹感，对减肥反而有帮助。

减少单一碳水化合物的摄取很重要，不过，增加复合碳水化合物的摄取更加重要。简单地说，复合碳水化合物就是对身体好的碳水化合物，像是富含丰富纤维质的杂粮、豆类、坚果类、海藻类等，而不含纤维质的单一碳水化合物像是白米、白面条、饼干、面包、蛋糕与砂糖等精致、加工的碳水化合物。

复合碳水化合物不会轻易转化成脂肪，单一碳水化合物则非常容易转化为脂肪，是减肥的大敌。因此，为了减肥，最好将一般面包换成全麦面包，将白饭换成五谷饭或糙米饭，要摄取碳水化合物时，尽可能选择复合碳水化合物。

酒精绝对要避免

想要减肥的人，绝对要避开酒精。酒本身的卡路里很高，如果再配着下酒菜热量更是惊人。加上喝醉的话，饱食中枢就会无法好好地发挥它的功能，更无法防止摄取过量的食物。假使真的

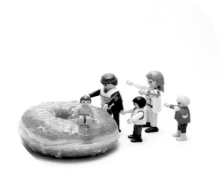

无法避免喝酒，这时最好的选择是烧酒或洋酒等酒精含量高、但糖分含量低的酒来取代像是啤酒、玛格丽酒以及香槟等发酵酒。

在喝酒时，最好多补充水分，不仅能够帮助稀释酒精浓度，还能增加饱足感，不致喝下过多的酒或是吃太多下酒菜。

还有，最好要避免油腻的下酒菜，如果要吃，最好选择像是豆腐或是海鲜等高蛋白低热量的下酒菜才能避免发胖。

常常喝水

平常多喝水能够增加饱足感，而且，身体为了代谢这些水分不只会增加热量的消耗量，还能使老废物质和水分一起排出，对于皮肤的健康也很有帮助。就成人而言，平均一天应该摄取 1.5~2 升的水。不过应该要注意的是，每个人的体质不同，有些人摄取过多的水分反而会水肿或是对身体造成负担，因此最好要依照自己的状态来调节。

减肥时应掌握的7个饮食习惯

1. 一天3次规律用餐

规律地用餐是减肥的基本原则。不只能帮助提升身体的代谢率，还能帮助减少暴饮暴食与调节食量。

2. 慢慢地减少食量

只要把食量减少到平常的2/3就可以了。如果一开始一下子就减少太多食量的话，不仅代谢会变慢，也会造成容易瘦不下来的体质。

3. 充分地摄取蛋白质食品

最好每餐都能摄取不含过多油脂的肉、海鲜以及豆腐等蛋白质食品。蛋白质食品能帮助长时间维持饱足感，帮助肌肉生成，对减肥很有益处。

4. 避免单一碳水化合物

白米、白面粉以及白糖等单一碳水化合物非常容易转换成脂肪，是减肥的大敌。而像是杂粮、蔬菜、海藻、香菇等复合碳水化合物能够慢慢地被消化、被吸收，多摄取也没关系。

5. 避免料理包食品

没有什么营养而只有高热量的精致食品，像是罐头或是料理包等，在减肥时最好避免。尤其是那种因为反复的减肥而导致身体的代谢下降的人，只要吃一点点这类的食品就非常容易变胖。

6. 节制外食

虽然在日常生活中很难避免摄取调味料或是食品添加剂，不过食品添加剂会形成毒素，妨害我们的血液循环。还有刺激性的食物容易会吃得过多，所以一定要节制外食。

7. 禁吃又咸又辣的饮食

又咸又辣的食物会增加食量，还会造成水分滞留体内而造成水肿现象。

选择适合
自己体质的食物

　　大家所熟知有益减肥的食品，也有可能随着个人体质的差异而变成毫无帮助的食品。像有一些人为了减肥每天只吃鸡肉或是只吃蔬菜，绝对不是正确的事情。

　　就中医的观点而言，每个人随着体质不同，脏腑的大小各异，展现出来的气韵也各不相同。随着体质的不同，每个人喜欢的饮食、讨厌的饮食以及不舒服的地方也都不一样。所以就理论而言，只要每个人都能配合自己的体质来吃东西，那么就不需要特别吃药，相反地，如果吃了不适合自己的东西，反而会有害健康。

　　持续地摄取不适合自己体质的食物，这些食物反而会变成毒素或老废物质堆积在人体内，因而导致气血循环的障碍，产生水肿现象以及脂肪代谢问题，然后变胖。

　　如果吃了适合自己体质的东西，就不会有吃坏肚子的情形，然而如果吃了不适合自己体质的东西，就会产生消化不良等症状。

　　人们有可能把平常自己喜欢吃的东西错当成是适合自己体质的东西。在身体健康的时候，不论食物是否适合自己的体质，其实都不会出现大碍。反之，如果身体处在压力过大或是因为疲劳而导致免疫力下降时，或是随着年纪的增长，消化力大不如前时，这时候如果吃到不适合自己体质的东西，身体立刻会有反应。所以大家真的有必要先了解一下自己的体质，好好观察一下自己平常的饮食习惯。

　　观察自己的饮食习惯后，如果有长期摄取不适合自己体质食物的情形，最好开始调整饮食习惯。

不过，某一种食品对某一种体质的人好，不代表就光吃那个食品就好，而其他的东西都不吃，这样做就真的是"过犹不及"。只要以符合自己体质的食物为主，而其他的食物当成搭配的餐点，这样就行了。总而言之，适合减肥的饮食，应该要富含多种均衡的营养素并且热量低，就是最安全并且最好的菜单。

有容易变胖的体质吗？

人体为了消耗能量而开始活动时，心跳会加快、呼吸变急促，并且流汗。而能量被消耗时会产生老废物质，并且透过小便的形式排出。为了储存能量，食物进入人体后，会在胃和肠被消化、吸收，然后在肝脏解毒来转化成能量被使用，而剩余的营养则会以脂肪的形式存起来。

有些人的体质是能量的消耗和排出的功能都很强，在变成脂肪被储存起来之前，大部分就都已经被当成能量使用掉了，所以不容易变胖。还有某些人的体质消化与吸收的能力强过消耗能量的能力，因此容易变胖。

就中医的四象医学理论来看，一般而言把人的体质分成太阳人、太阴人、少阳人和少阴人等四种。其中，肺功能强、肝功能弱的太阳人，和肾功能强、脾功能弱的少阴人是比较不会变胖的体质，而肝功能强、肺功能弱的太阴人和脾功能强、肾功能弱的少阳人则容易变胖。

• 太阳人

太阳人性情急躁、表现直接，多摄取海鲜与蔬菜来增强气力是非常重要的。

而最适合太阳人的减肥食品就是以麦制作成的面或是凉粉。蛋白质以虾子或海参等海鲜为主，在蔬菜方面尤其应该要多吃芹菜。多喝木瓜茶或松叶茶对改善体质有帮助。

特征： 上半身发达且脖子粗。是灵活大胆的领导人类型，要特别注意生气的问题。

健康： 要注意过辣、过咸的食物刺激食欲而引发暴食的情形。发胖的原因多半是不规律和无节制的饮食习惯。减少摄取肉类而多多摄取海鲜有益健康。

推荐食品：

谷类： 麦类

肉类： 不适合肉类

海产类： 蚵、鲍鱼、螺、虾子、鲫鱼、螃蟹、贻贝

蔬菜类： 芹菜、白叶、松叶

水果类： 葡萄、山葡萄、柿子、木瓜

应该避免的食物： 辣椒、蒜头、生姜等热性食品，还有富含脂肪的肉类

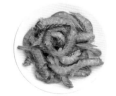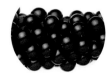

● 太阴人

太阴人宜摄取混合豆类、薏仁、糙米等的多谷饭和牛肉，蔬菜类以红萝卜、香菇为佳。在代表性的减肥食品中，以地瓜最适合太阴人。不过，是以地瓜来取代正餐或是当做点心充饥，并不是指能毫无节制地吃地瓜吃到饱。感觉饥饿或是口渴时，可以喝薏仁茶或是五味子茶，对减肥很有帮助。

特征：一般而言多半是个子大且腰粗。属于沉着、寡言且欲望多的人。平常消化功能不错，流很多汗。

健康：因为消化好，所以非常容易暴饮暴食或是毫无节制的饮食。要注意的是维持规律与节制的饮食习惯，维持身体不要发胖。

推荐食品：

谷类：豆子、薏仁、糙米、糖、麦、面粉、紫苏、地瓜、花生、小米、玉米、豆腐

肉类：牛肉、牛奶

海产类：田螺、鳕鱼、黄鱼、鲍鱼、鲱鱼、鱿鱼、章鱼、海藻、海苔、海带

蔬菜类：胡萝卜、香菇、地瓜、萝卜、桔梗、蕨菜、山药

水果类：栗子、松子、核桃、银杏、梨子、梅子、李子

应该避免的食物：鸡肉、人参茶、蜂蜜、生姜茶

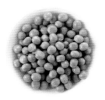 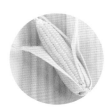 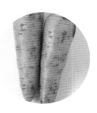 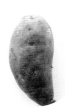

• 少阳人

对消化系统健康，喜欢冰凉的饮食，而且吃东西很快的少阳人来说，像是混合大麦、红豆与绿豆做成的多谷饭。以蛋白质食品来说，像是猪肉、鸡蛋还有鱼类都不错。蔬菜类可以多多食用白菜或是黄瓜。对少阳人来说，最适合的减肥代表食品就是地瓜和香蕉。非常建议喝枸杞茶或是冰凉的红萝卜汁等。

特征：多半是上半身发达，下半身较弱的体型。虽然爆发力、创造力卓越，但是把事情好好做完的持续力弱。

健康：因为心脏功能弱，所以很容易造成水肿型肥胖。容易因为心理的压力导致暴食引发肥胖。如果想要减肥的话，适度地调节压力就显得相当重要。这种类型的人体热多，适合新鲜冰凉饮料、蔬菜或是海鲜。

推荐食品：

谷类：大麦、红豆、绿豆、芝麻

肉类：猪肉、鸭肉、鸡蛋

海产类：石蟹、鲤鱼、乌鱼

蔬菜类：白菜、黄瓜、莴苣、苦菜、车前子、牛蒡、南瓜、茄子

水果类：西瓜、香瓜、草莓、香蕉、凤梨

应该避免的食物：辣椒、生姜、葱、蒜头、胡椒、芥菜等辛辣或刺激性的食材，鸡肉、羊肉、蜂蜜、人参

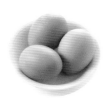 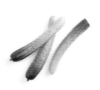 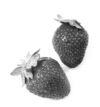 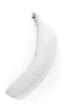

• 少阴人

少阴人是属于身体冰冷、消化弱的寒性体质，应该要避免寒凉的食物，多吃温热的食物。就蛋白质而言，不妨多摄取鸡肉，而蔬菜类可以搭配菠菜或是高丽菜等。尤其蔬菜要煮熟来吃才能好好消化，随时喝能让双手温暖的生姜茶、红枣茶、人参茶等也相当不错。

特征：是属于下半身比上半身发达的体型，身体经常虚弱。多半内向谨慎。

健康：消化力弱，一般这个体质的人多半食量很小，所以和其他体质相比，算是较不容易变胖的。由于消化障碍，所以容易形成体脂肪率高、外表干瘦的体型。能让体质温热的辣椒、葱、蒜等食材都相当不错。

推荐食品：谷类：糯米、小米、高粱、马铃薯

肉类：鸡肉、羊肉

海产类：鳗鱼

蔬菜类：菠菜、高丽菜、芹菜、葱、蒜头、生姜、辣椒、芥菜、胡椒

水果类：苹果、桃子、番茄、橘子、红枣

应该避免的食物：凉面、香瓜、西瓜、冰牛奶、冰水果、啤酒、大麦饭、猪肉、鱿鱼、面食类

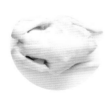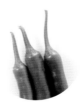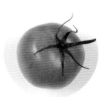

在2个月内减轻10%的体重

改善不均衡问题就能加快减肥

真的瘦了耶！通常抱着半信半疑的心态而开始进行体型矫正减肥法的人，对于正常的吃三餐，却还是能让以前瘦不下来的部位瘦下来，会感到非常惊讶。

以前跑步跑得汗如雨下也瘦不下来的部位，现在透过CORE运动就轻松地瘦下来了，非常神奇。不断地经历减肥失败的人，常常会觉得是对自己不够残忍才会失败，或是无法持之以恒。然而运用体型矫正法瘦身成功的人，对于自己不满意以及自暴自弃的感觉消失了，身体变得充满活力。

如果想要减下10%左右的体重，一般的减肥专家都会建议至少需要3~6个月。如果减肥的速度过快，最可怕的是搞坏了身体，体重却一点都没改变。但是，透过体型矫正减肥法，不仅能帮身体，恢复健康，而且还能在2个月内就成功减去10%体重。

一般减肥法最大的目标是减重，通常会要求调整食量和运动量。然而体型矫正减肥法的最重要目标却是帮助身体恢复健康，这是和一般减肥法最大的不同点。如果没有办法改善身体内不均衡的状态，那么就永远无法健康地减肥，且就算成功减重也会不断反弹。

健康地减重，随着时间增长，减肥的速度会越来越快。这是因为身体越健康，就越能快速地排除身体里不需要的老废物质。

比起减重，找回健康更重要

进行CORE运动的肥胖患者们通常都会这么说："很像是全身按摩，

身体像要飞起来一般轻盈。"

　　原本因体型歪斜而导致体脂肪堆积的部位以及不顺畅的气血循环都因为 CORE 运动而被活络了，脊椎和关节也经过重新整列而回到原来的位置。这个现象在失败的减肥经验越少、年纪越小的人身上越明显。甚至，有些人在进行了一次的 CORE 运动之后就有像这样通体舒畅的感觉。

　　在开始进行 CORE 运动后，身体慢慢地变轻盈，心情上也变得安定，对于减肥的压力也大幅减少。"身体变好，减肥好像也更顺利了。"

改正生活习惯才是真正的目标

　　让曾经歪斜的体型好好地固定下来通常需要 2 年的时间。而 2 个月只是能看到体重减轻的一个最短的期间而已。如果 2 个月后就立刻回到原本的生活，体型就会再度歪斜，而体重也会再次增加。

　　减肥并不是为了要暂时减轻体重，而调整造成肥胖的错误生活习惯才是真正的目标。如果透过减肥，能让身体，恢复正确的生活习惯，达到一辈子身体健康而且完全不会再为体重问题所苦，才是真正的目的。而这全取决于健康的饮食习惯、正确的姿势以及不间断地实行 CORE 运动。

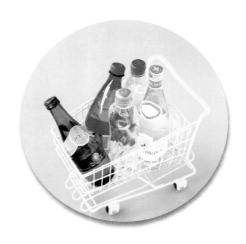

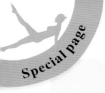

特别课程：1天3杯让减肥更容易！

能让你变轻盈的汉方茶

　　汉方茶不只能活络新陈代谢，还能减少空腹感，对于减轻体重很有帮助。常常喝也不会造成身体的负担，需要特别注意的是，如果添加了果糖或是蜂蜜的话，减肥的效果就会大大打折。

内心因为减肥而感到有压力时

薰衣草茶、洋甘菊茶

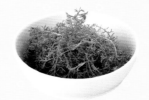

　　减肥期间需要注意控制食量和所摄取的食物种类，精神上承受着极大的压力。这时候如果不能好好地调节压力，很可能会引发暴食。在压力大而精神萎靡时，或是忧郁失眠时，含有薄荷的薰衣草茶与洋甘菊茶能安定心神，而且随时喝也没有负担。

为便秘所苦时

决明子茶、五味子茶

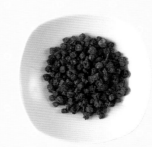

　　对于因为减肥而引发便秘的人，决明子茶和五味子茶相当有帮助。决明子茶以能解肝热、让眼睛清明的效果闻名，此外，还能消除累积在肠子里的燥热并舒缓便秘。五味子茶则能活络大肠功能，促进排便功能。

桑叶茶、陈皮茶

从中医的观点来看，桑树的叶子能帮助消除风、使热下降，并具有使眼睛清明的功效。以现代医学而言，是具有清热解毒功效的代表性药材。最近，更有研究结果指出，桑树叶能有效分解累积在血管中的脂质，也因此，近来桑树叶被广泛运用在各类的减肥中药中。绿茶也具有相似的脂肪分解效果，不过桑树叶的最大优点是完全不含咖啡因。还有风干橘皮的陈皮，能帮助我们的身体循环及脂肪分解。

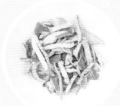

玉米须茶

玉米须是一种广为人知的中药药材，只要将玉米的须须洗净，去除水气后阴干，然后要喝时，就像麦茶一样熬煮来喝即可。玉米须利尿效果相当好，常被运用在像是膀胱炎或是小便不顺畅的状况，此外，也能有效消除水肿。此外，也具有降低血脂和血糖的效果，常被运用在减肥药材上。

薏仁茶

薏仁是在中医减肥中作为抑制食欲的代表性药材。尤其是对于容易毫无节制饮食而导致肥胖的太阴人。而对于少阳人来说，容易因为过度的食欲而导致压力，比起抑制食欲的茶，建议选择舒缓压力的茶反而更有帮助。

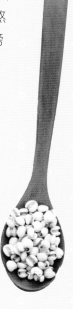

薏仁茶较甜且口感温润，长期饮用也不会产生排斥感以及厌烦感，相当适合减肥时饮用。不过，由于薏仁具有排空身体里水分的功效，可能会加重便秘的情况，这点要特别注意。

肩颈肌肉常常酸痛时

葛根茶、木瓜茶

葛根茶是使用晒干的葛根，常被用在治疗发烧或是头痛等感冒症状，且对于消除过度饮酒之后的解毒也相当具有效用。葛根和木瓜茶都具有舒缓僵硬肌肉的功效，非常适合在运动后饮用，能消除肌肉酸痛。

难以入睡时

菊花茶

难以入睡时，饮用菊花茶会有些帮助。菊花茶能帮助头脑清晰而且能解热、帮助血液循环，安定心神、便于入睡。还有也能有效舒缓压力所造成的头痛。

对减肥有助益的

茴香茶＆玛黛茶

茴香具有清新的香气与甜味，具有抑制食欲与减重的效果，在古罗马时期作为减肥特效药之用。还能舒缓压力所造成的消化不良，帮助消除胃与肠子里的胀气。

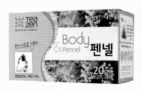

玛黛茶里含有丰富的矿物和维生素等多种我们人体需要的营养素，在用餐前10~20分钟饮用玛黛茶的话，能帮助控制食欲。尤其是玛黛茶的皂苷成分能强化人体的免疫系统，远离疾病。

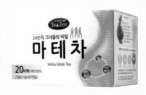

体型矫正减肥法，是针对亚洲人最具代表性的四种肥胖体型而设计出的课程。

在接下来的2个月之间，只要认真地进行对应到自己体型的运动，不知不觉间，你会发现体重计上会出现你不可置信的数字。

体型矫正减肥法将问题体型分成4种，并以这4种体型设计了适合的 CORE 运动。在确认了自己的体型之后，开始依据各个体型的锻炼重点来进行 CORE 运动，就能有效率地矫正歪斜部位，达到成功减重的效果。

8周火力全开
CORE
运动计划

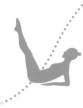

体型校正减肥法
是针对个人量身打造的
个别化课程

能配合问题体型的课程

中医的最大优点就是能根据个人的体质来开处方，即使有相同的症状，随着病人体质的不同，也需要不同的治疗方式。

中医并非仅是一味地消除症状，而是找出引发症状的原因加以治疗与根除，让身体恢复健康。

同理，中医看待体型的方式也是如此，每个人的体质不同，体型也不同，为了更有效率地解决体型的问题，必须针对不同体型来设计课程。

体型矫正减肥法将问题体型分成4种，并以这4种体型设计了适合的CORE运动。以乌龟型为例，此体型是以脖子为中心，自然地延展背部，还可以帮助解决小腹问题。

腹部肥胖的袋鼠型，是以调整左右歪斜的骨盆为主。全身肥胖的蜘蛛型，则是以全身的CORE运动来恢复平衡。而下半身肥胖的蚂蚁型，重点是强化下半身到骨盆的肌肉，四种不同的体型运动分别有不同的着力点。

在确认了自己的体型之后，开始依据各个体型的锻炼重点来进行CORE运动，就能有效率地矫正问题部位，达到成功减重的效果。

可以调整运动强度

对于需要减重的人来说，经常会因为缺乏基础体力与肌力，对于专家所介绍的减肥运动一时难以消受而无法持续进行。若是能循序渐进安排由简单到困难系统课程，则会轻松很多，也不会让人想要放弃。

体型矫正减肥法的CORE运动均由3个阶段组成。刚开始运动的第1

周到第2周，重心可以放在训练基础体力和呼吸方法，然后熟悉CORE运动的基本原则，再进行难度更高的第2阶段与第3阶段。

进行CORE运动并不一定要配合本书的时间，在所有运动结束时，只要感觉"好累"就是刚好的强度。相反地，如果进行完整组动作后一点都不觉得累，就表示自己还能负荷得更多，不妨就直接进入到下个阶段。

各个体型的运动每个阶段都由4个动作组成，3个阶段总共有12个动作。可以先尝试12个动作之后，再根据自己的难易度来重新选择规划。当逐渐达到减重效果后，就可以自由地调配CORE运动！

CORE运动的基本原则

慢慢地进行

所有的动作尽可能循序渐进，配合自己的呼吸，才能够充分地将刺激传达到CORE肌群上。

集中在CORE上

动作中尽可能集中在核心肌群的部位，要维持在肚子感觉紧紧的状态下进行动作，但特别要注意腰部不要过度施力免得脊椎受伤。

采取腹式呼吸

在身体弯下、抬起的动作时进行吸吐气。吸气时由鼻子轻轻地吸气，吐气时要慢慢地将肚子往内缩，由嘴巴吐气。特别注意吸吐气时，不要耸肩。

不间断的进行

为了能够快速地达到减肥效果，最好天天进行，就算仅做1个动作也好。

运动前必须暖身

运动前必须先暖身活络身体，运动时才能有效延展身体，运动后可以再做一次舒缓运动以恢复正常状态，避免突然的运动造成肌肉伤害。

绝对不要勉强自己

只要照着自己的呼吸和负荷来运动即可，千万不要勉强。比如像是生理期或是感觉缺乏元气或活力时，可以适时调整运动强度。

运动后如果产生疼痛的话，就要检视一下动作是否正确，如果不是姿势错误，那么就必须先减少次数。

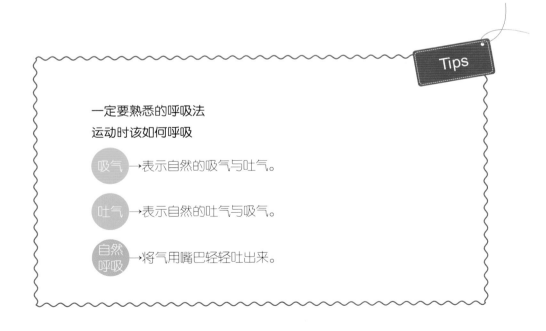

Tips

一定要熟悉的呼吸法
运动时该如何呼吸

吸气 →表示自然的吸气与吐气。

吐气 →表示自然的吐气与吸气。

自然呼吸 →将气用嘴巴轻轻吐出来。

暖身与舒缓运动

开始运动前必须要先做暖身运动，运动后亦可舒缓身体。

每个动作以进行1次为原则，可以根据自己每天的状况来选择3~5个动作来进行暖身或舒缓，可以优先加强感觉特别的部位。

1 腰侧

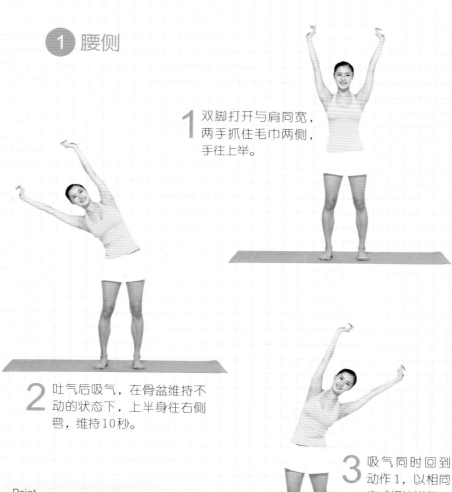

1 双脚打开与肩同宽，两手抓住毛巾两侧，手往上举。

2 吐气后吸气，在骨盆维持不动的状态下，上半身往右侧弯，维持10秒。

3 吸气同时回到动作1，以相同方式换边进行。

Point

　上半身像靠在墙壁般站直，然后左右倾斜。
　注意肩膀不要施力。
　双脚维持11字姿势。
　注意骨盆不要左右移动。

② 腰部与大腿

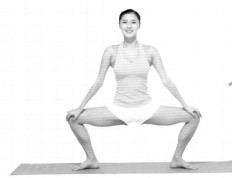

1 双脚打开约两倍肩宽，站着，慢慢地往下蹲到膝盖与地面成直角，两手轻置于膝盖上。

Point
以手推膝盖进行。
脚尖朝外站着。

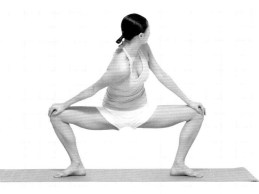

2 吸气后，在吐气的状态下，以手推着膝盖并转向右边，视线自然地朝向后方。

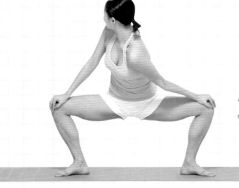

3 一边吸气一边回到动作1，换边进行。

③ 腿

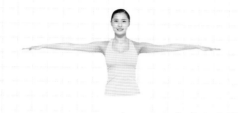

Point
双脚成11字站姿。
膝盖打直不要弯曲。
如 果 手 掌 无 法 碰 到 地
板，可以抓住脚步踝或膝盖。

1 双脚打开约两倍肩宽，
站着，双手打开与肩膀
成一直线。

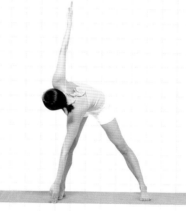

2 吸气后，在吐气的状态下弯下上
半身，左手伸向右脚脚尖前地
板上，右手向天花板方向伸直。
视线自然地朝向天花板右手边方
向。动作维持10秒。

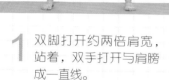

3 吸气回到动作1，换边以
相同方式进行。

④ 臀部与大腿外侧

Point
　　弯下上半身时，要注意到臀部
不要向后垮掉，将重心放在脚步尖。
　　骨盆不晃动。
　　脖子与膀不要施力。

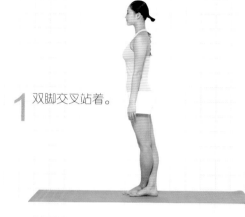

1 双脚交叉站着。

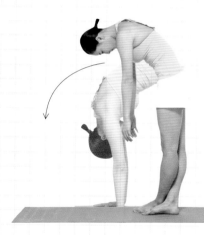

2 吸气后，在吐气的状态下，依序从头→颈→肩膀→背→腰部等顺序慢慢地一节一节放松脊椎并弯下身。在最低点自然地呼吸维持10秒。

3 再次吸气后，和弯下身时一样，以刚刚相反的顺序一节一节地将脊椎带上来，回到动作1。

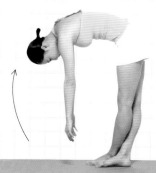

5 背

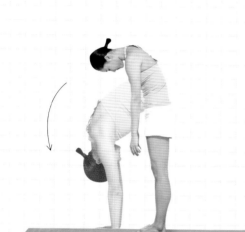

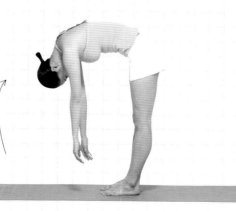

1 双脚打开与骨盆同宽，站着。

2 吸气后，在吐气的状态下依序从头→颈→肩膀→背→腰部等顺序慢慢地一节一节放松脊椎并弯下身。

3 再次吸气后，和弯下身时一样，以刚刚相反的的顺序，一节一节地将脊椎带上来，回到动作1。

3   8周火力全开CORE运动计划   **77**

⑥ 肩膀与手臂

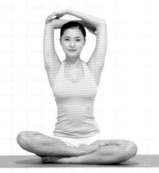

Point
　　轻拉手肘时，上半身微微向前倾，可以同时达到延展腰侧的功效。注意腰要打直。

1 盘腿坐着，右手伸到头上方，左手抓住右手手肘。

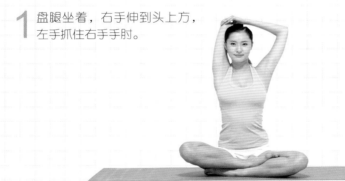

2 吸气后，吐气，同时左手将右手的手肘往下按压。自然地呼吸维持10秒。

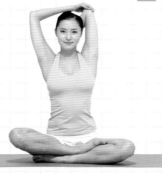

3 换手后另一边也以相同的方式进行。

⑦ 肩膀

Point
　　要注意不要转动身体，在背部打
直的状态下进行。
　　要注意动作进行间不要耸肩。

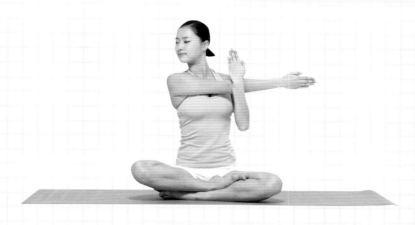

1 盘腿坐着，吸气后，边吐气同时右手向左边水平伸
展，左手以垂直方式按压右手，此时头自然地转向
右方。自然地呼吸并停留10秒。

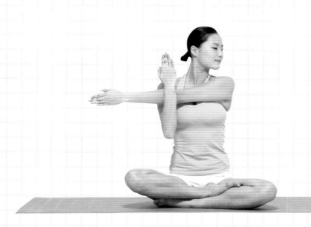

2 换手后另一边也以相同的方式进行。

8 脖子

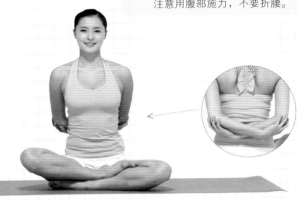

1 盘坐后，双手于后背处交
叉，互相抓住手肘。

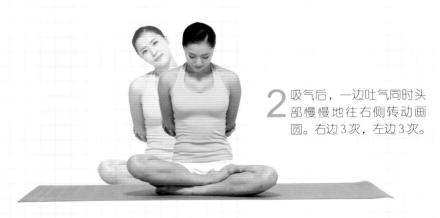

2 吸气后，一边吐气同时头
部慢慢地往右侧转动画
圆。右边3次，左边3次。

3 在后背交握的双手互换后，
再次进行动作2。

阶段1
1~2周
10次2组

腹部结实运动：平举手臂抬起上身

能使上半身强烈收缩的动作，减掉上腹部的赘肉并让腹部结实。

1 躺在地上，双脚打开与骨盆同宽，脚掌踩地，双手伸直朝向天花板。

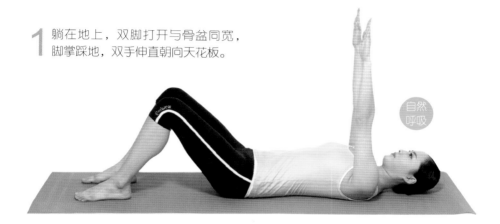

自然呼吸

Point
　不要抬起下巴。
　不要勉强以脖子和肩膀的力量来抬起上半身。
　在腹部施力的状态下抬起上身。

吸气　→　吐气

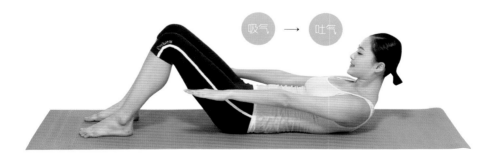

2 吸气后，一边吐气一边双手向前水平伸直，抬起上半身。气都吐完后，维持原姿势约3秒。再次吸气并慢慢地回到动作1。

去除手臂赘肉：趴着，手撑地抬起上半身

能减掉手臂的赘肉，并强化支撑腰部的伸展筋，还能让脖子看起来细长。

1 趴着时，下臂与手掌贴地，上手臂与地面呈垂直。

自然呼吸

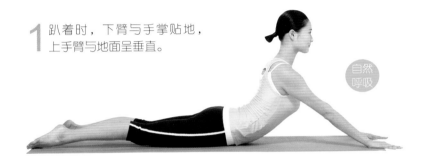

2 吸气后，一边吐气一边把手打直，抬起上半身，视线朝向前方。自然地呼吸维持这个姿势5秒。再次吸气慢慢地回到动作1。

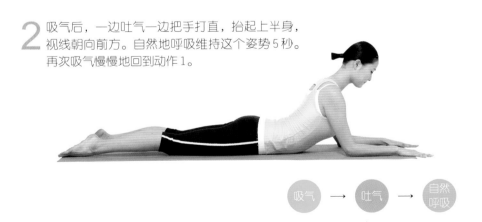

吸气 → 吐气 → 自然呼吸

Point
　这个动作会对腰部造成负担，平常就有腰痛现象的人，可以只停留在动作1反复呼吸即可。
　应该尽量感觉到肚子推着地拉起上半身的感觉。

动动肩膀关节：转动手臂

肩膀关节的活动范围相当宽，透过这动作能够增加肩膀关节的稳定性与柔软性，也能重新矫正歪斜的肩膀线条。

1 躺在地板上，双脚打开与骨盆同宽，脚掌贴地。双手抓住水瓶，往胸前正上方直举，抓住水瓶的双手手掌相对。

自然呼吸

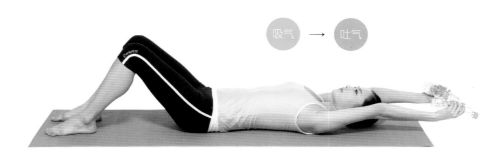

吸气 → 吐气

2 吸气后，一边吐气，同时将两手抬向头部上方。

吸气 → 吐气

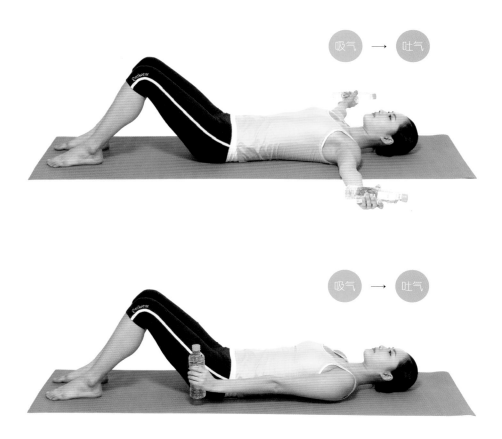

吸气 → 吐气

3 吸气后，一边吐气一边将两手往两侧打开，之后
两手回到腰侧。吸气重新回到动作1。

阶段1
1~2周
10次2组

背部线条运动：延展胸部与腰部

延展前弯的肩膀与背部线条，让姿势回正，也具有增加脊椎柔软性的效果。

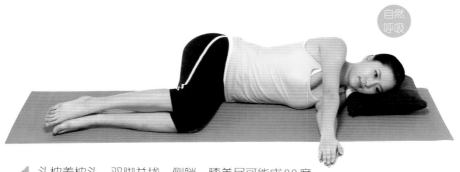

自然
呼吸

1 头枕着枕头，双脚并拢，侧躺，膝盖尽可能成90度弯曲，双手向胸前方向合并伸直，手掌互贴。

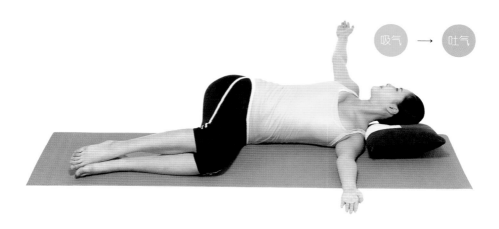

吸气 → 吐气

2 吸气后，一边吐气，上面的手向反方向水平伸展，这时视线自然地看向侧边伸展的手，身体自然地扭转。吸气后再次回到动作1。

Point
注意骨盆不要移动。
肩膀放松，要注意维持肩膀和耳朵的距离。
在画圆时，呼吸较短促的人可以自然呼吸。

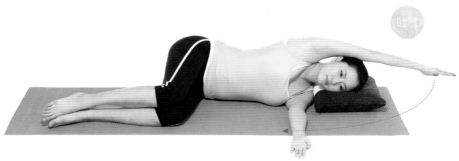

3 再次吐气，上方的手上下大大画半
圆。视线自然地跟着指尖移动。

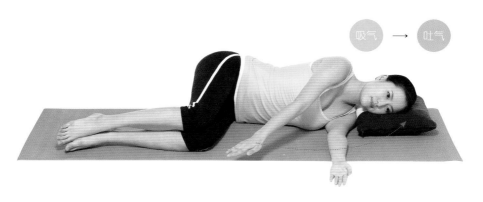

4 手回到原位置，吸气后，一边吐气，上面的手同时往反方向
画半圆。像这样进行动作1~4算1次。进行5次后，换边侧
躺，以相同方式进行。

消除腹部赘肉：提膝，平举手臂抬起上身

此动作可以锻炼腹肌，帮助消除腹部赘肉以及让松弛的腹部恢复弹力。

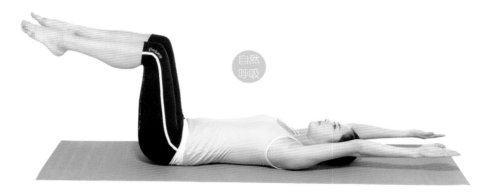

自然
呼吸

1 躺在地板上，脚步抬起，大腿小腿呈直角。双脚打开与骨盆同宽，两手向头上方打直。

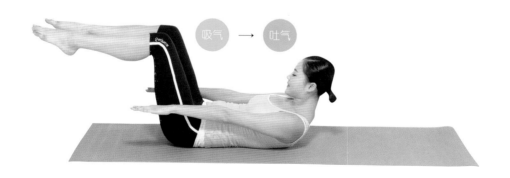

吸气 → 吐气

2 吸气后，一边吐气，同时双手向上向前伸到肩膀高度为止，抬起上半身。

Point
以腹部的力量将上半身抬起来，脖子和肩膀不要施力。
动作进行时，要注意肚子施力往地板方向缩，腰不要离开地面。
有肩颈疼痛困扰的人，可以双手支撑在头后方来取代向前伸直的动作。

吸气 → 吐气

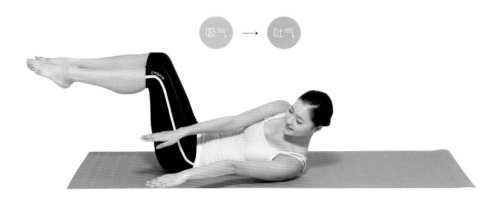

3 一边吸气一边回到动作1，再吐气，
双手往左边伸展，抬起上身。

吸气 → 吐气

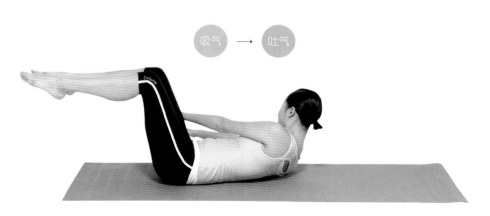

4 再次吸气回到动作1，再吐气，
双手往右边伸展，抬起上身。

延展背部：趴着，抬起上半身

对长时间坐在书桌前而导致背部弯曲的人来说是非常好的动作。不只能帮助延展背部，还能打造充满弹力的腰侧线条。

1 趴着躺在地板上，双手在额头下方交叠，手背朝上。

自然呼吸

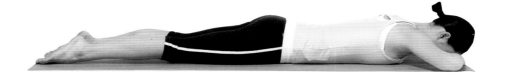

吸气 → 吐气

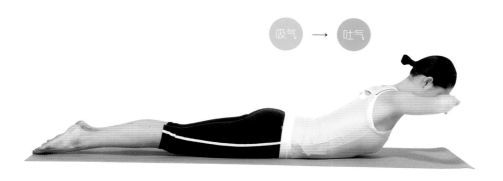

2 吸气后，一边吐气，同时平行抬起双手。

吸气 → 吐气

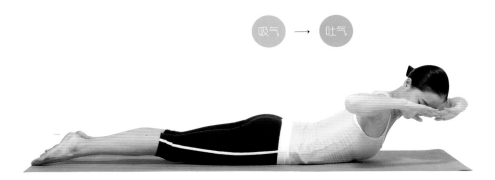

3 吸气后吐气，同时上半身
向右边水平移动。

吐气 → 吸气 → 吐气

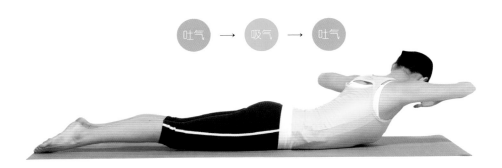

4 再次吸气，上半身向左边水平移动。一边吸气
回到正中间后，再次吐气，慢慢地回到动作1。

阶段2
3~6周
5次2组

打造腰部线条：手脚交互碰触

这个动作可以刺激腰侧和腹部，打造苗条的腰部线条。
也可以帮助脊椎肌肉左右均衡。

自然呼吸

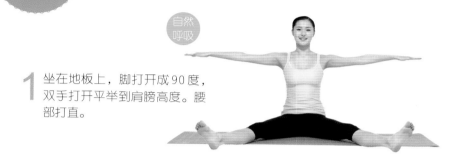

1 坐在地板上，脚打开成90度，
双手打开平举到肩膀高度。腰
部打直。

吸气 → 吐气

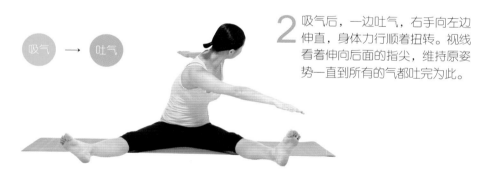

2 吸气后，一边吐气，右手向左边
伸直，身体力行顺着扭转。视线
看着伸向后面的指尖，维持原姿
势一直到所有的气都吐完为此。

吸气 → 自然呼吸 → 吸气 → 吐气

Point
　　两边的臀部都要坐稳地
板，不能腾空。
　　要利用腹部的力量来扭转
身体，而不是用肩膀的力量。
　　膝盖伸直，要维持在一直
都能感觉到腿部后侧的延伸感。

3 一边吐气一边慢慢地回到动
作1，之后换边进行。

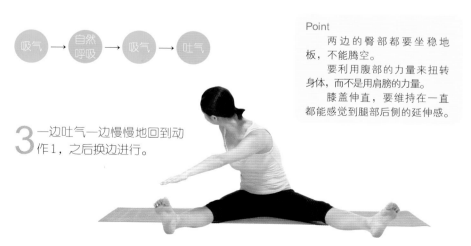

锁骨线条运动：侧躺斜抬上半身

持之以恒地努力做这个运动，可以拥有美丽的锁骨线条，还能消除腰侧和手臂的赘肉，打造完美的上半身线条。

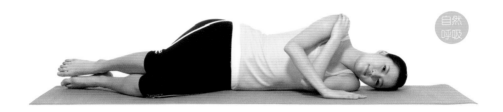

自然
呼吸

1 双脚并拢，成一直线侧躺。靠近地板的那只手放在另一边肩膀上，另一只手手掌轻轻贴切地。

Point
　　要注意腿不能离开地板。
　　抬起上半身时，要同时使用腹部和手臂的力量。

吸气 → 吐气 → 自然呼吸

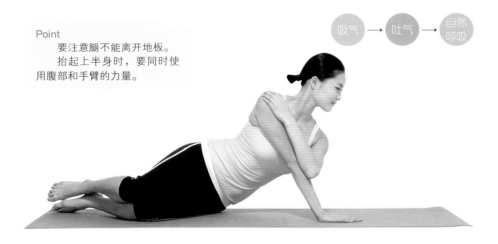

2 吸气后，一边吐气，同时撑着地板的手慢慢地使力将上半身推起。自然地呼吸维持3~5秒。一边吐气慢慢地回到动作1。

阶段3
6~8周
15次2组

恢复腹部弹力：脚步伸直抬起上半身

此运动能强化腹部，让松弛的腹部恢复弹力，也能刺激腰侧肌肉。是一个能让腰部线条充满吸引力的运动。也能帮助左右歪斜的体型变得均衡。

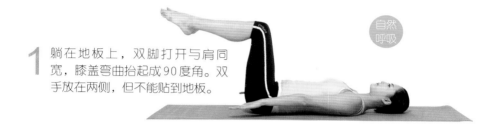

自然呼吸

1 躺在地板上，双脚打开与肩同宽，膝盖弯曲抬起成90度角。双手放在两侧，但不能贴到地板。

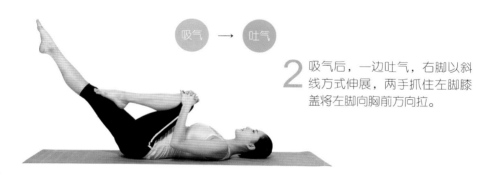

吸气 → 吐气

2 吸气后，一边吐气，右脚以斜线方式伸展，两手抓住左脚膝盖将左脚向胸前方向拉。

Point
脚要向斜线方向伸长。

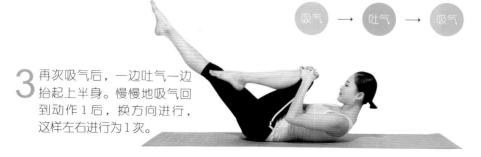

吸气 → 吐气 → 吸气

3 再次吸气后，一边吐气一边抬起上半身。慢慢地吸气回到动作1后，换方向进行，这样左右进行为1次。

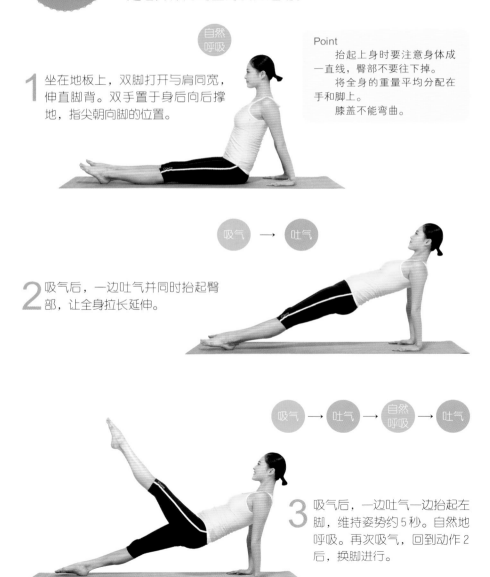

伸展背部：坐姿撑地抬腿

此动作能让驼背的肩膀伸直，打造美丽的锁骨线条。亦是培养体力的全身肌力运动。

自然呼吸

Point
　　抬起上身时要注意身体成一直线，臀部不要往下掉。
　　将全身的重量平均分配在手和脚上。
　　膝盖不能弯曲。

1 坐在地板上，双脚打开与肩同宽，伸直脚背。双手置于身后向后撑地，指尖朝向脚的位置。

吸气 → 吐气

2 吸气后，一边吐气并同时抬起臀部，让全身拉长延伸。

吸气 → 吐气 → 自然呼吸 → 吐气

3 吸气后，一边吐气一边抬起左脚，维持姿势约5秒。自然地呼吸。再次吸气，回到动作2后，换脚进行。

消除背部赘肉：趴着呼吸100次

能刺激背部肌肉并消除赘肉，并且修饰松垮下垂的手臂。

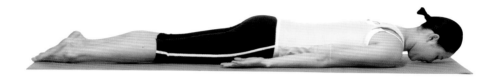

1 趴着，双脚打开与肩同宽，双手放置身旁两侧，掌心朝向天花板。

自然
呼吸

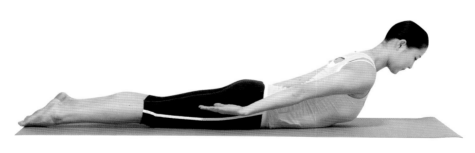

2 吸气后，一边吐气，同时双手向后伸展并抬起上半身。

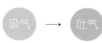

吸气 → 吐气

Point
上、下半身都有不能移动，只有手能动。
脖子不要过度施力。
腹部施力，腿部不能离开地面。
以两手向后拉的感觉来进行，稍微打
开肩膀与胸膛。

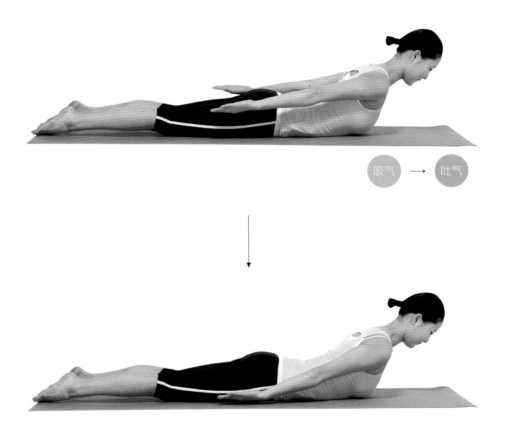

吸气 → 吐气

3 将气分成短短的 5 次从鼻子里吸入，再分成 5 次吐尽。
双手配合呼吸上下移动，算 1 次。在上半身抬起的状态
下连续进行 10 次。体力较差的人，5 次的吐气和吸气只
要进行 2~3 组就可以了。

挥别拜拜袖：屈腿伏地挺身

此动作不只能刺激腹部与脊椎的肌肉，还能训练手臂的线条，让手臂线条结实又有弹性。

1 双手打开比肩膀略宽，撑地，双脚膝
盖碰地，小腿往上抬起合之与大腿
90度。

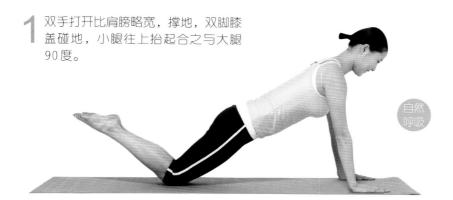

自然
呼吸

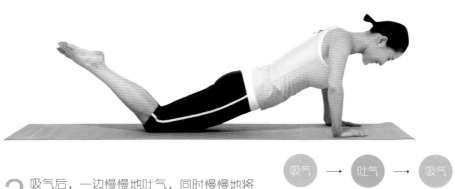

2 吸气后，一边慢慢地吐气，同时慢慢地将
手臂弯下，一直到最低点为此都在吐气的
状态下进行，维持姿势，一边吸气一边回
到运动1。

吸气 → 吐气 → 吸气

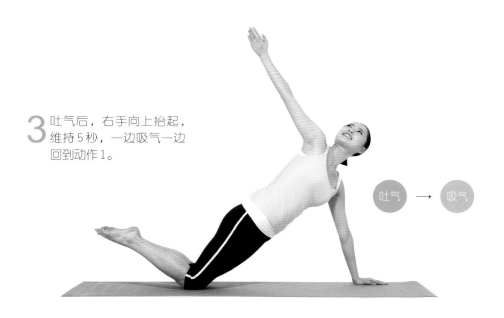

3 吐气后，右手向上抬起，
维持5秒，一边吸气一边
回到动作1。

吐气 → 吸气

Point
　　头、身体、臀部与膝盖要成一直
线。注意臀部不要往下调或是往上翘。

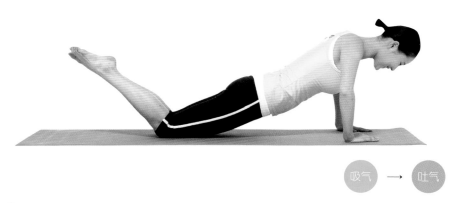

吸气 → 吐气

4 再次进行动作2后，换左手往上抬起。

阶段1
1~2周
10次2组

脊椎气血顺畅运动：屈腿抬起上身

此动作胳膊停滞在脊椎附近的气血循环，增加脊椎的柔
软性与肌力。

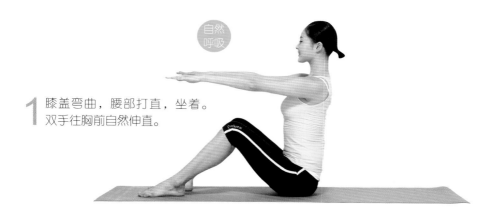

自然
呼吸

1 膝盖弯曲，腰部打直，坐着。
双手往胸前自然伸直。

Point

以腹部的力量来进行
上半身升降。
脖子和肩膀要放松。
腰部较弱的人可以在
臀部后垫抱枕。

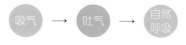

吸气 → 吐气 → 自然呼吸

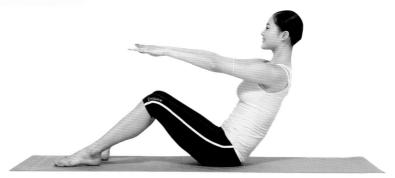

2 吸气后，一边吐气一边慢慢地将上半身拱背后倾，
必须感受从脊椎尾骨开始一节一节往下带的感觉。
下降直到45度为止，自然呼吸并维持姿势5秒。吐
气后慢慢地回到动作1。

阶段1
1~2周
5次2组

柔软股关节：人鱼动作1

这个动作可以使股关节柔软、刺激腰侧脂肪，打造窈窕的腰部线条。同时舒缓背部肌肉，消除不必要的赘肉。

Point
两边臀部不能离开地板。
要感觉到背部的肌肉充分地延展。
如果感觉到腿部和骨盆过度拉扯，
可以在双脚向前伸展的状态下实行。

自然呼吸

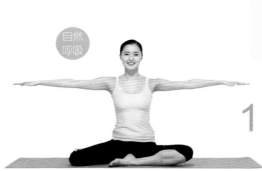

1 坐在地板上，右脚步向后折，左脚步向前折。双手水平伸直。

吸气 → 吐气 → 吸气

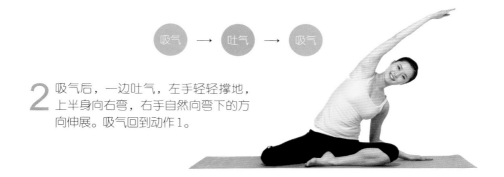

2 吸气后，一边吐气，左手轻轻撑地，上半身向右弯，右手自然向弯下的方向伸展。吸气回到动作1。

吐气

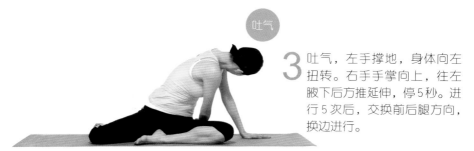

3 吐气，左手撑地，身体向左扭转。右手手掌向上，往左腋下后方推延伸，停5秒。进行5次后，交换前后腿方向，换边进行。

消除侧腹赘肉：侧躺抬起上半身

能强力锻炼腰腹侧边，也就是腹肋肌，对于消除侧边赘肉相当有效。

Point
　　肩膀和脖子放松，以腹部的力量将上半身抬起来。注意腿不能离开地板。

1 侧躺，双脚弯曲成90度。靠近地板的手臂向斜前方伸直，另一只手轻置于头后方。在靠近地板的腋下位置垫毛巾。

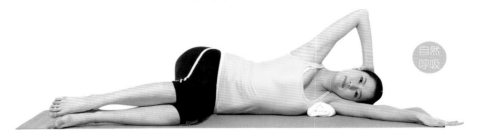

自然呼吸

2 吸气后，一边吐气一边侧抬起上半身，感觉就像靠近地板的腋下位置向下贴切着地板的感觉。

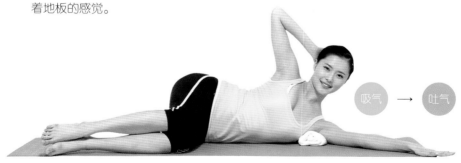

吸气 → 吐气

3 一边吸气一边回到动作1。进行10次1组后，换边。左右各交换进行1组。

阶段1
1~2周
10次2组

打造腿部线条：跪姿单脚抬起

能锻炼腹部的肌力，同时强力刺激腿部后方，打造超弹力与紧致的腿部线条。

Point
　　注意骨盆不要歪向另一边。
　　注意不要折腰，身体成一直线。

1 双手打开与骨盆同宽，撑地。

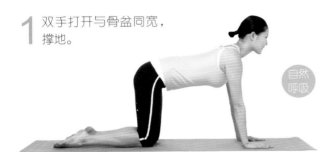

自然呼吸

2 一边吸气一边拱背，同时右脚步膝盖抬向胸前。视线看着抬起的膝盖。

吸气

3 一边吐气，刚刚向前抬的脚步向后伸直。进行10次1组后换脚。

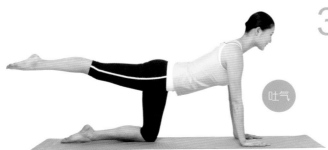

吐气

腹肌运动；开膝抬起上半身

这个动作能锻练脊椎整体的柔软性与肌力，亦能刺激腹肌，打造具有弹性的腹部。

Point
注意肩膀不要用力。
抬直上半身时不要动来动去，要利用腹部的力量。

1 躺在地板，双脚打开与肩同宽，
脚掌踩地，双手伸向头后方。

自然
呼吸

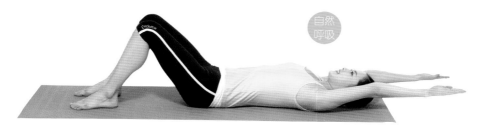

吸气 → 吐气

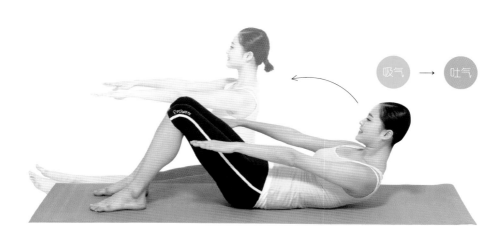

2 吸气后，一边吐气一边慢慢地抬起
上身，双手向前伸。进行时要感觉
着脊椎一节一节慢慢地带上来，拱
背上来，同时膝盖慢慢地伸直。

3 吸气后，一边吐气，以动作2相反
的顺序，慢慢地回到动作1。

延展腹部帮助消化：人鱼动作2

此动作可以提升脊椎的柔软性，帮助舒缓僵硬的肩膀。同时能充分地延展腹部，刺激腹部内器官，帮助消化。

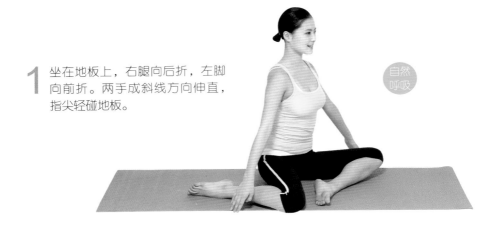

1 坐在地板上，右腿向后折，左脚向前折。两手成斜线方向伸直，指尖轻碰地板。

自然呼吸

Point
支撑地板的手臂，肩膀和耳朵的距离不能越来越靠近。
腰部疼痛的人，注意臀部不要抬起。

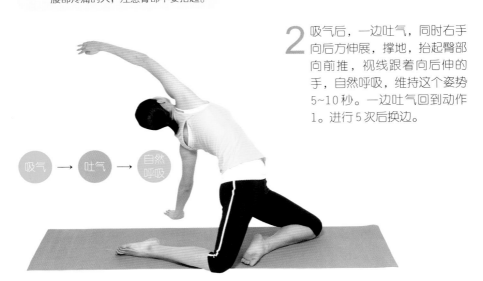

吸气 → 吐气 → 自然呼吸

2 吸气后，一边吐气，同时右手向后方伸展，撑地，抬起臀部向前推，视线跟着向后伸的手，自然呼吸，维持这个姿势5~10秒。一边吐气回到动作1。进行5次后换边。

弹力翘臀运动：跪姿单手单脚举起

打造弹力翘臀，并具有伏地挺身训练全身肌肉的效果。

Point
大腿与小腿维持90度。
腹部施力，注意不要折腰。
骨盆要维持在高于腿部的位置。

1 双脚打开与骨盆同宽，跪着，双手打开与肩同宽，手掌撑地。

自然呼吸

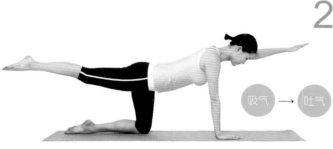

2 吸气后，一边吐气，左手向前平举，同时右脚步向后伸直。

吸气 → 吐气

3 向后伸展的腿再稍微延展一下。吐气同时将小腿往上抬，在这一次的吸气中必须抬起5次。

4 一边吐气一边转动作1，算1次，换脚后，左右各进行5次。

吐气 → 吸气

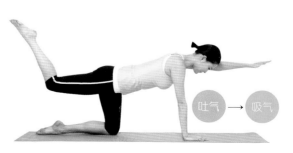

小蛮腰线条运动：跪姿侧延展

透过上半身向侧边延展的动作，来刺激腰侧。这是想要拥有窈窕又紧致的腰部线条，一定要做的动作。

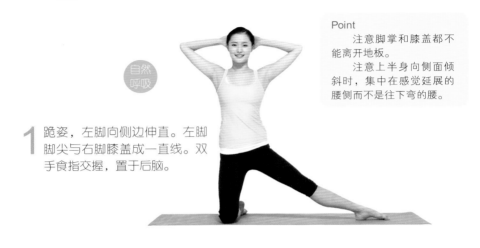

自然
呼吸

Point
    注意脚掌和膝盖都不能离开地板。
    注意上半身向侧面倾斜时，集中在感觉延展的腰侧而不是往下弯的腰。

1 跪姿，左脚向侧边伸直。左脚脚尖与右脚膝盖成一直线。双手食指交握，置于后脑。

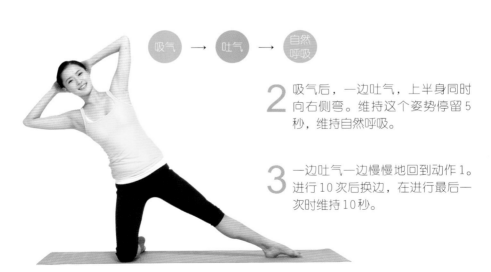

吸气 → 吐气 → 自然呼吸

2 吸气后，一边吐气，上半身同时向右侧弯。维持这个姿势停留5秒，维持自然呼吸。

3 一边吐气一边慢慢地回到动作1。进行10次后换边，在进行最后一次时维持10秒。

阶段3
6~8周
10次1组

核心肌群训练：船式

能强化包含脊椎在内的全部CORE肌群，增加脊椎的
柔软性与全身的血液循环。

Point
　　背和膝盖打直。
　　上半身和下半身成V字形。
　　指尖和脚尖用力伸展。
　　脖子、腰和肩膀疼痛的人可以实施难度较
低的阶段1、阶段2的动作，不过需增加进行
的组数。

自然
呼吸

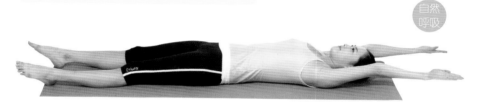

1 躺在地板上，双手向上，双脚向下伸展。
双脚打开与肩同宽。

吸气 → 吐气 → 自然
呼吸

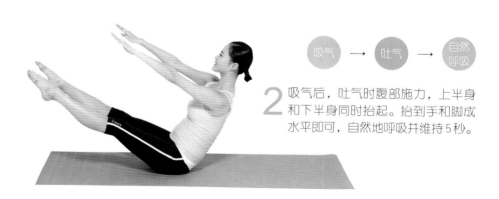

2 吸气后，吐气时腹部施力，上半身
和下半身同时抬起。抬到手和脚成
水平即可，自然地呼吸并维持5秒。

3 一边吐气，依序慢慢地从尾椎骨→腰部→背部→
肩膀一节一节地拱背，放松放下。下半身也和上
半身的速度一样慢慢地放下。

消除腰侧赘肉：人鱼动作 3

此动作能够延展腰侧，帮助消除腰部两边的赘肉，亦可强健肩膀关节。

Point

　　手腕较虚弱的人，可以整个手肘撑地
　　要注意撑地那边的手，同一边的耳朵和肩膀距离不能越来越靠近。
　　要同时使用肩膀和手臂的力量推出去。
　　撑地的手，手肘不能弯曲。

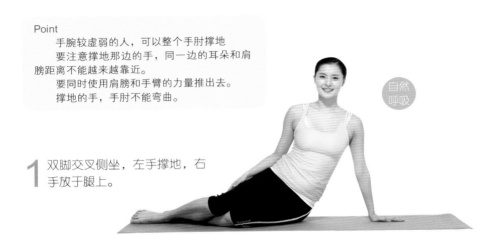

自然呼吸

1 双脚交叉侧坐，左手撑地，右手放于腿上。

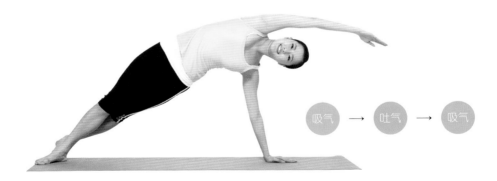

吸气 → 吐气 → 吸气

2 吸气后，在吐气时抬起臀部，右手伸长，充分延展右腰。

3 吸气后，慢慢吐气同时回到动作1，算1次。进行5次后换边，左右边的最后一次时停10秒。

消除背部和腿部的肌肉：下犬式单脚抬起

这个动作能强力地刺激背部和腿的肌肉，让容易累积赘肉背部和腿部恢复弹性。和伏地挺身一样，能增进全身的血液循环。

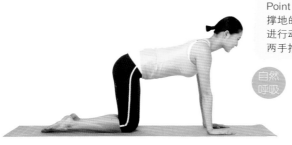

Point
撑地的脚步掌尽可能全部碰到地板。
进行动作3时，膝盖不能弯曲。
两手推着地板，打直背部。

自然呼吸

1 双手打开与肩同宽，膝盖打开与骨盆同宽，双手手掌撑地。

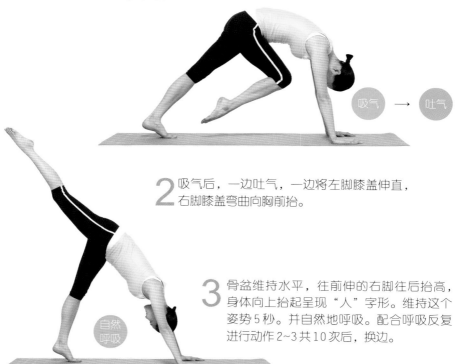

吸气 → 吐气

2 吸气后，一边吐气，一边将左脚膝盖伸直，右脚膝盖弯曲向胸前抬。

3 骨盆维持水平，往前伸的右脚往后抬高，身体向上抬起呈现"人"字形。维持这个姿势5秒。并自然地呼吸。配合呼吸反复进行动作2~3共10次后，换边。

自然呼吸

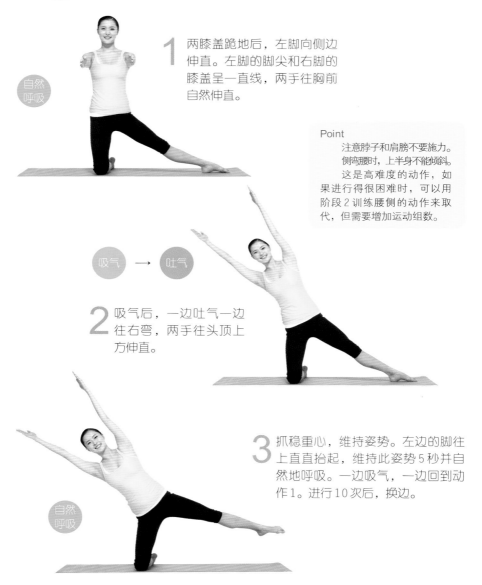

强化侧边肌肉运动：单脚抬起侧延展

这是CORE肌群必须锻炼到一定程度才有办法进行的动作，能训练平衡感和侧边肌肉。

自然
呼吸

1 两膝盖跪地后，左脚向侧边伸直。左脚的脚尖和右脚的膝盖呈一直线，两手往胸前自然伸直。

Point
注意脖子和肩膀不要施力。侧弯腰时，上半身不能倾斜。这是高难度的动作，如果进行得很困难时，可以用阶段2训练腰侧的动作来取代，但需要增加运动组数。

吸气 → 吐气

2 吸气后，一边吐气一边往右弯，两手往头顶上方伸直。

3 抓稳重心，维持姿势。左边的脚往上直直抬起，维持此姿势5秒并自然地呼吸。一边吸气，一边回到动作1。进行10次后，换边。

自然
呼吸

舒缓腰酸：猫式延展

对于腰没力且常常腰酸痛的人是非常好的动作，能舒缓背部肌肉。

Point
　　要感觉脊椎一节一节慢慢起来，背的弧度就像彩虹一般。
　　以腹部向上推的感觉来进行。

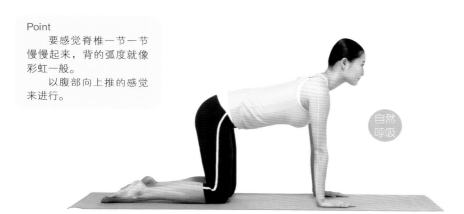

自然呼吸

1 双手打开与肩同宽，撑地，双脚打开与骨盆同宽，跪地。

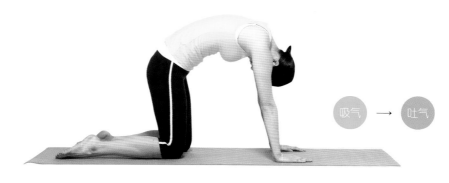

吸气 → 吐气

2 吸气后，一边吐气一边手掌推地慢慢地拱背起来。视线自然地看向小腹方向，一直到气全部吐完为止，约维持10秒。再次吸气回到动作1。

训练手臂肌力：侧坐提臀

这个动作能稳定肩膀关节，训练手臂肌力，同时强力刺激腰侧。

Point
> 注意支撑地板的手臂，手肘不能弯曲。
> 注意撑地那边的手，同一边的耳朵和肩膀距离不能越来越靠近。

自然呼吸

1 双脚交叉侧坐，左手撑地，右手轻放于腿上。

吸气 → 吐气

2 吸气后，一边吐气，同时将臀部往上抬起。

3 右手往头上伸长，骨盆稍微向前。维持姿势5秒并自然地呼吸。一边吸一边慢慢地回到动作1。进行1组后，换边。

自然呼吸

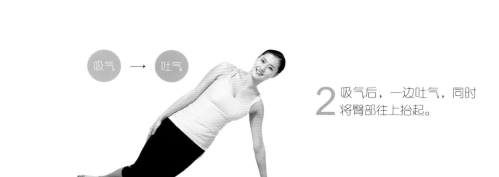

阶段1
1~2周
5次1组

腹部肌力运动：转动腰椎

此动作是在抬腿的状态下转动，对于强化腹部肌力相当有帮助。

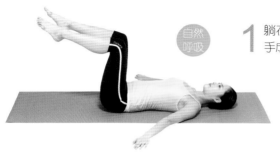

自然呼吸

1 躺在地板上，双腿成90度抬起。双手成斜线伸展。手掌心贴地。

Point
注意肩膀需贴靠在地板上。
膝盖不能碰到地板。

2 吸气后，一边吐气一边将腿往右抬，头转向另一边。这时要注意脚不能碰到地板。

吸气 → 吐气

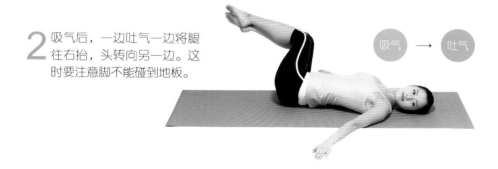

吸气 → 吐气

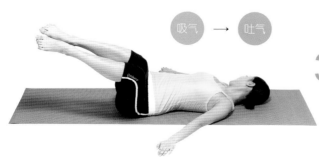

3 一边吸气一边回到动作1后，吐气，换边进行。左右进行1次算1次。

消除背部赘肉：顶峰式

由于背部平常很难运动，因此非常容易累积体内脂肪和老废物质，透过这个动作可以均匀地刺激背部肌肉，消除背部赘肉。

1 趴着，双手置于腰部后方，双脚并拢，呈直角抬起小腿。

自然呼吸

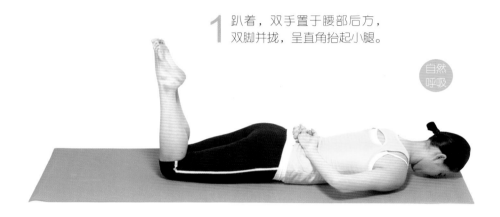

Point
肩膀向后打开胸膛。
进行时要感觉是拉着手和脚
而不是上、下半身向上面抬起。

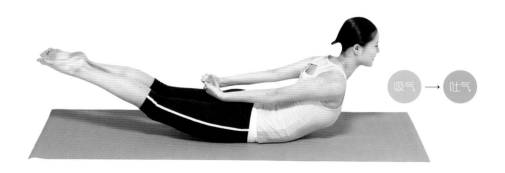

吸气 → 吐气

2 吸气后，一边吐气，双手互拉抬起上半身。这时脚也一起向后伸展。视线自然地直视前方，进行每组的最后一次时维持5秒。吸气慢慢地回到动作1。

矫正体型：猫式抬起手脚

同时抬起手脚，抓稳重心的动作来训练CORE肌群的肌力。能矫正引发各种腰部疼痛和腹部肥胖的脊椎侧弯。

Point

注意不要折腰。

注意骨盆不要往后掉。

此动作是全身运动，并不是腿部运动鞋，运动鞋时力量要集中在身体上。

1 双脚打开与骨盆同宽，跪着，双手打开与肩同宽，手掌撑地。

自然呼吸

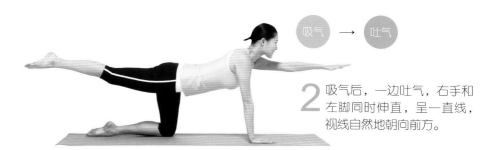

吸气 → 吐气

2 吸气后，一边吐气，右手和左脚同时伸直，呈一直线，视线自然地朝向前方。

吸气 → 吐气

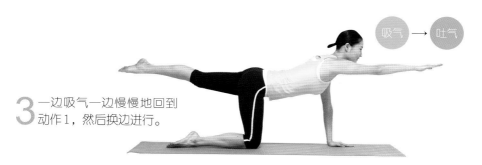

3 一边吸气一边慢慢地回到动作1，然后换边进行。

强健肩膀关节：侧平板式

此动作能强健肩膀关节，帮助肩膀部位的血液循环。此外，可以强力刺激侧边，打造迷人的腰部线条。

Point
手腕较虚弱的人，可以整个手肘撑地。
要注意撑地那边的手，同一边的耳朵和肩膀距离不能越来越靠近。

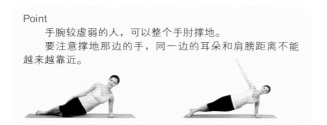

1 双脚交叉侧坐，左手撑地
右手轻放于腿上。

自然呼吸

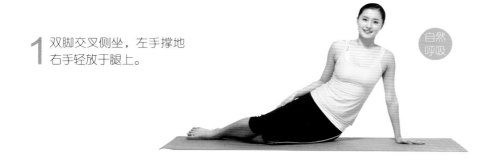

吸气 → 吐气

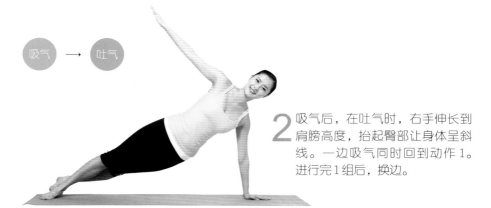

2 吸气后，在吐气时，右手伸长到肩膀高度，抬起臀部让身体呈斜线。一边吸气同时回到动作1。进行完1组后，换边。

按摩脊椎：滚背式

这个动作具有按摩脊椎的效果，对于增加腰背等脊椎部位的柔软性和肌力相当有效。同时也能放松颈部，帮助通往脑部的血液循环顺畅。

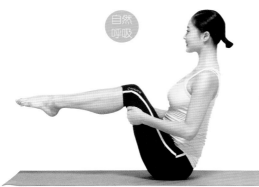

自然
呼吸

1 坐在垫子前端，膝盖弯曲，双手抱住脚的膝窝。腰部打直，脚背伸直。

Point
注意不要抬起下巴。

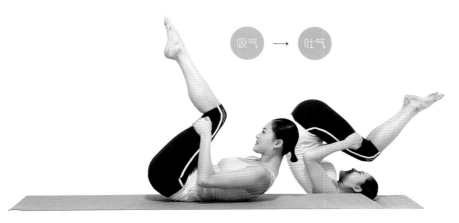

吸气 → 吐气

2 吸气后，一边吐气，身体向后滚。将脊椎一节一节地放到地板的感觉来滚背。

3 吸气后，一边吐气，腹部施力回到动作1。在脚掌快碰到地之前就直接继续动作2。

背部线条运动：游泳式

这个动作能打造无赘肉的背线条，强化脊柱起立肌。也能帮助矫正左右歪斜的体型。

Point
　　注意身体不要左右移动，用腹部力来固定住全身。
　　脖子不要过度用力。
　　要感觉到手臂一直向前伸展。
　　视体力状况，也可以进行10次2组。

1 趴着，双手往头上伸直。双脚打开与肩膀同宽后，同时抬起上半身和腿。

自然
呼吸

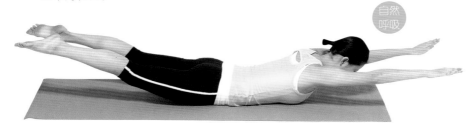

2 吸气后，一边吐气，同时抬起右手和左脚，视线自然地朝向前方。

吸气 → 吐气

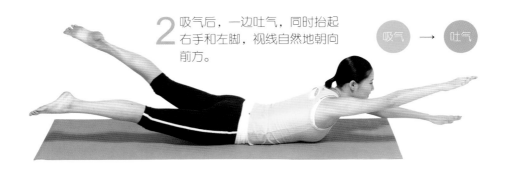

3 一边吸气，放下右手和左脚，继续抬起左手和右脚。像这样左右交换进行算1次共进行20次。进行最后一次时，手和脚在空中的状态下停留20秒。

阶段3
6~8周
10次1组

平衡感运动：单脚侧平抬

这个动作能打造无赘肉的背线条，强化脊柱起立肌。也能帮助矫正左右歪斜的体型。

1 双手打开与肩同宽，撑地，双脚打开与肩同宽。

Point
> 注意不要折腰。
> 腹部施力，注意重心不要跑掉。
> 抬起的腿延展伸长，手向上伸长。

自然呼吸

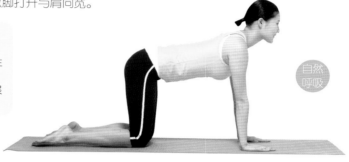

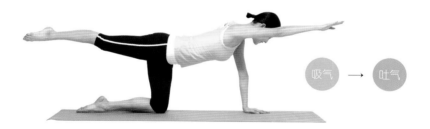

吸气 → 吐气

2 吸气后，一边吐气，右手右脚同时抬起成水平线。

吸气 → 吐气

3 吸气后，一边吐气，同时将身体转向右边，右手向上与地面呈垂直，一边吸气一边回到动作1。换边进行，这样左右各进行1次算1次。

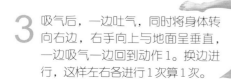

强化肩膀关节，锻炼腹部：星式

此动作能增加全身的平衡感，强化肩膀关节，并锻炼腹部。

Point
　　要注意背不能晃，肚子收缩。
　　注意腹部要施力，身体不能晃动。
　　双手与双脚维持星星姿势。

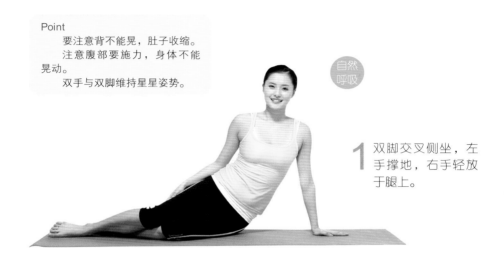

自然呼吸

1 双脚交叉侧坐，左手撑地，右手轻放于腿上。

2 吸气后，在吐气时抬起臀部，身体呈斜线。再次吸气后，一边吐气一边将右手往天花板方向伸长，同时右脚向上抬起。一边吸气同时回到动作1。进行10次后换边。

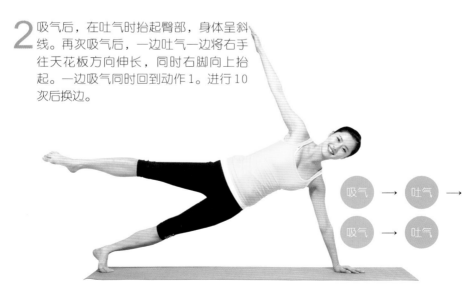

吸气 → 吐气 →

吸气 → 吐气

背部按摩：抓腿后躺

这个滚背势具有背部按摩的效果，能增加脊椎的柔软性。打开膝盖滚背，更能锻炼腹部的力气与平衡感。

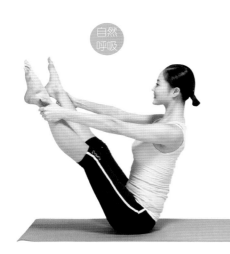

自然呼吸

1 坐在垫子前端时，双手抓住双脚脚踝。腰部打直，身体呈现V字形。腹部施力维持姿势的顺畅。

Point
不能晃动也不要滚太快。
滚背时要配合吸气吐气慢慢地滚。

2 吸气后，一边吐气同时上半身向后滚。要感觉脊椎一节一节慢慢放到地板的感觉来滚背。

3 吸气后，一边吐气一边回到动作1。V字形姿势维持5秒。动作停止时维持自然呼吸。

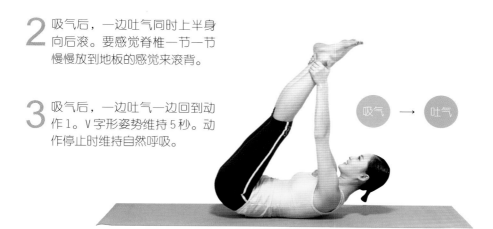

吸气 → 吐气

强化肩膀关节：改良式伏地抬腿

这是要有很强的肌力才能进行的动作，能强化肩膀关节。

Point
注意脚不要抬太高。
臀部和腰维持呈一直线。
抬起腿部时，注意肩膀和脖子不要向下掉。
注意腰不要往后折，骨盆与腰维持一直线。

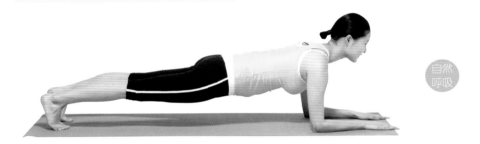

自然
呼吸

1 趴在地上，弯曲手肘，手掌贴地，肩膀和
手肘呈一直线，踮脚尖抬起身体。脚打开
与骨盆同宽，视线自然朝前。

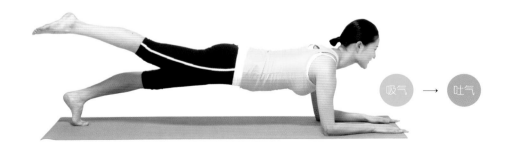

吸气 → 吐气

2 吸气后，一边吐气一边将右脚抬起伸
直。再一边吸气一边回到动作1。再次吸
气换边进行，左右各进行1次算1次。

阶段1
1~2周
10次4组

消除大腿赘肉：侧躺单脚抬起

此动作可以强化股关节，维持骨盆的平衡。具有消除大腿赘肉的效果。

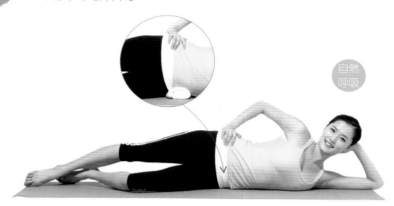

自然
呼吸

1 侧躺，左手掌撑着头，右手轻置于骨盆上。左脚膝盖自然地弯曲，右脚伸直，脚尖自然地碰触地板。如果脚碰不到地板，可以在腰下垫毛巾。

Point
腿不能抬得比骨盆高。
腹部施力，维持上半身不要晃动。

吸气 → 吐气

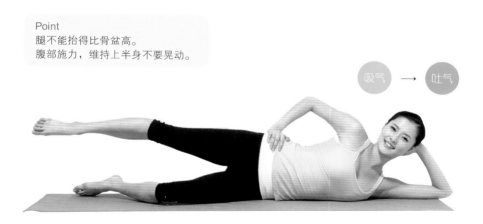

2 吸气后，一边吐气，同时将右脚抬起到骨盆高度。一边吸气一边回到动作1。结束10次1组后换边进行。左右各进行1组后交换进行。

阶段1
1~2周
10次2组

大腿内侧运动：躺卧双膝夹抱枕

刺激大腿内侧，打造结实的腿部线条的运动，另具有防止五十肩的效果，非常适合平常膝盖弱的人。

Point
注意维持腹部施力，臀部不要乱动。
夹紧，感觉大腿内侧的力气。

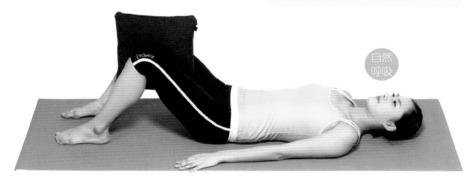

自然
呼吸

1 躺在地板上，腿弯曲，脚掌贴地，膝盖间放抱枕，双手自然地放在身体两侧。

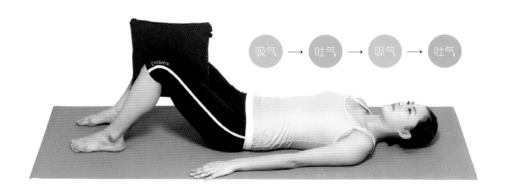

吸气 → 吐气 → 吸气 → 吐气

2 吸气后，一边吐气一边轻轻地夹住抱枕。再次吸气，将夹住的力气放松一半后，再吐气夹紧。

美腿运动：伸腿动作

能让腿部线条修长而结实，打造充满魅力美腿的动作。
另此动作能使腹部强力收缩，也能刺激肠子运动。

1 躺在地上，双脚打开
与膝盖同宽。脚弯
曲，脚掌贴地。

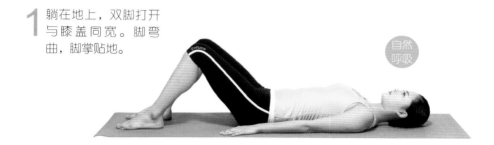

自然
呼吸

Point
　　注意膝盖不要弯曲。
　　注意臀部和腰不能离开地面。
　　配合吸气和吐气，进行伸长脚背
与推脚跟的动作。

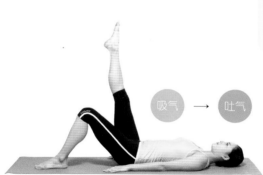

吸气　→　吐气

2 吸气后，一边吐气一边将右脚
慢慢往天花板抬起，与身体垂
直为止。

3 吸气后，一边吐气，同时以脚跟推、
脚尖勾的动作慢慢地放下来到骨盆的
高度。再次吸气，脚背伸直慢慢往天
花板方向抬回到动作2，算1次。进
行1组换边。

吸气　→　吐气

消除大腿内侧赘肉：侧躺提膝

强化股关节与臀肌，修饰大腿内侧，让大腿内侧的肌肉线条变紧实。

Point

膝盖打开时不要移动骨盆。
膝盖不是向上抬，而是往斜上方
抬起。

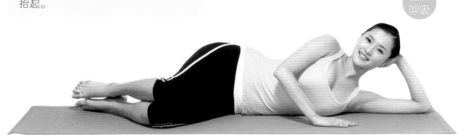

自然
呼吸

1 侧躺，左手撑着头，右手手掌贴地。双脚弯曲并拢。

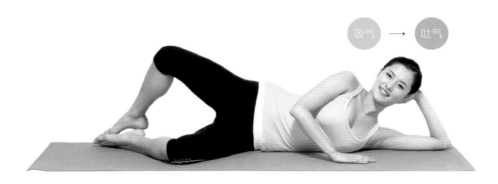

吸气 → 吐气

2 吸气后，一边吐气，打开膝盖，右脚向上抬起。一边吸气，上面的膝盖慢慢地往下回到动作1。实行1组后换边实行。

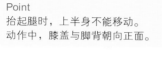

阶段2
3~5周
10次2组

下半身矫正运动：侧躺，夹抱枕抬腿

此动作能锻炼股关节附近的肌肉，打造浑圆并充满弹性的臀部。亦能帮助矫正歪斜的股关节，对矫正腿部姿势也有帮助。

Point
抬起腿时，上半身不能移动。
动作中，膝盖与脚背朝向正面。

自然呼吸

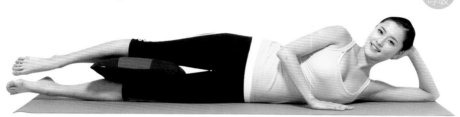

1 侧躺，左手撑着头，右手手掌贴地。双脚弯曲并拢。

吸气 → 吐气

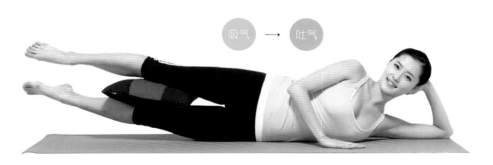

2 吸气后，一边吐气，两脚伸长往上抬一边吸气，回到动作1。左右各进行1组。

阶段2
3~5周
10次2组

大腿前侧肌肉运动：跪姿后仰

是能锻炼大腿前侧肌肉的动作，具有消除大腿肌肉的效果，也能给予腹部强力的刺激，锻炼结实的腹部。

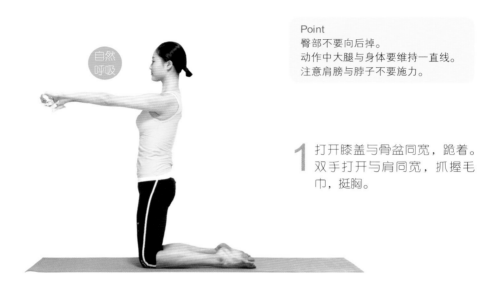

Point
臀部不要向后掉。
动作中大腿与身体要维持一直线。
注意肩膀与脖子不要施力。

自然呼吸

1 打开膝盖与骨盆同宽，跪着。双手打开与肩同宽，抓握毛巾，挺胸。

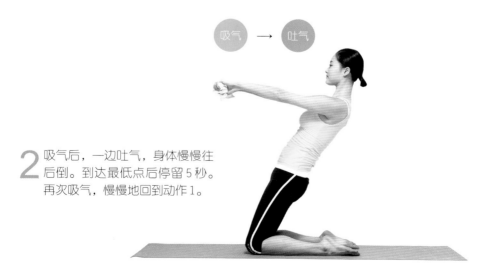

吸气 → 吐气

2 吸气后，一边吐气，身体慢慢往后倒。到达最低点后停留5秒。再次吸气，慢慢地回到动作1。

锻炼腹肌：直腿欢呼式

此动作能锻炼腹部，打造紧实的腹部线条。能给予腹部强力的刺激，也有益消化道健康。

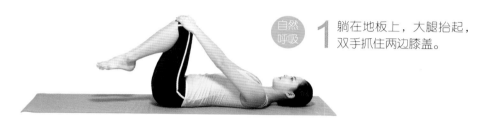

自然呼吸 **1** 躺在地板上，大腿抬起，双手抓住两边膝盖。

Point

注意腰不要离开地板，感觉肚子强力地往地板方向拉。

注意肩膀与脖子不要施力。

有肩膀或脖子疼痛状况的人，可轮流将一只手垫在头下方。

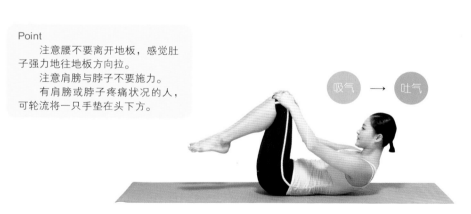

吸气 → 吐气

2 吸气后，一边吐气一边慢慢地拱背抬起上半身。

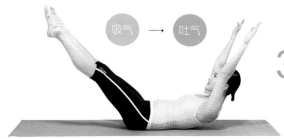

吸气 → 吐气

3 吸气后，一边吐气，将脚抬起，双手也同时举到头上方，呈现欢呼的姿势。停留5秒后，吸气回到动作1。

帮助下半身血液循环：侧躺活动腿部

能刺激容易堆积体内脂肪的大腿内侧，帮助下半身的血液循环。强健生殖系统与消化系统，打造修长双腿。

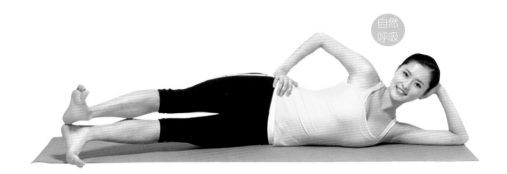

自然
呼吸

1 侧躺，左手撑着头，右手轻放于骨盆上。双脚于斜前方伸长后，脚跟推、脚尖勾，下面的脚趾撑地。双脚脚后跟互碰。

Point
　　腹部施力，上半身不要晃动。
　　脚抬起与放下的动作要自然地连接起来。
　　向上抬起的脚是朝向斜面上方。

2 一边吸气，右脚弯曲，脚尖轻点左膝盖内侧，吐气，将右脚抬向左脚上方。

吸气 → 吐气

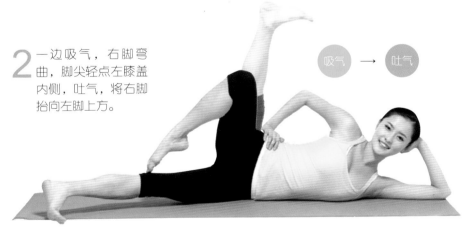

3 吸气后，脚慢慢放下来回到动作1。进行完10次1组后，换边。

紧实翘臀运动：蹲下起立

打造从腰部、臀部一起到腿部的结实线条。尤其是想要拥有紧实翘臀的人绝对不能错过的动作。

Point
注意膝盖不能超出脚尖。
腰要打直。
肩膀不能施力。

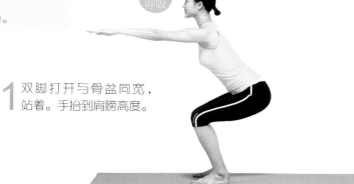

自然呼吸

1 双脚打开与骨盆同宽，站着。手抬到肩膀高度。

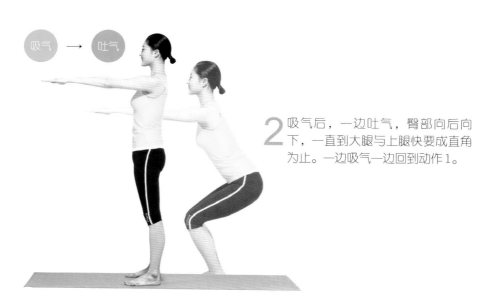

吸气 → 吐气

2 吸气后，一边吐气，臀部向后向下，一直到大腿与上腿快要成直角为止。一边吸气一边回到动作1。

阶段3
6~8周
10次2组

下半身肌力训练：侧平抬单脚踢
此动作能强化下半身的肌肉，因为踢腿的动作需要相当
大的肌力，也能使腹部结实，强化肩膀关节。

1 左脚向后跪，以左膝盖和左手撑地。右手置
于头部后方，右脚抬起与地面成水平。

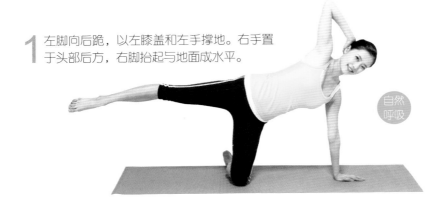

自然
呼吸

Point
注意上半身不能前后移动。
向前踢的腿要维持固定的高度。

2 吸气后，一边吐气同时将右脚
从后往前踢。进行完10次1组
后，换边进行。

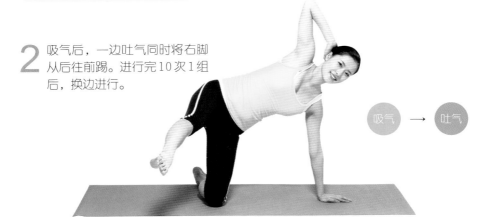

吸气 → 吐气

阶段3
6~8周
10次1组

强化臀部肌肉：以臀部画圆

强化臀部内部肌肉的动作，还能让松垮无弹力的下腹部也变紧实。

Point

　　要注意背部要打直不能歪掉。膝盖也不能弯曲，要用力将脚打直。

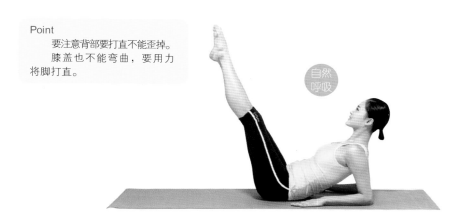

自然
呼吸

1 躺在地板上，下手臂撑地，抬起上半身与脚。

吸气 → 吐气 → 吸气 → 吐气

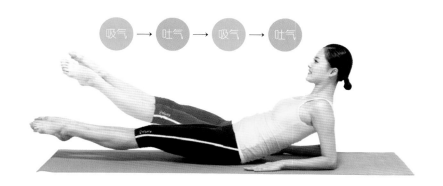

2 吸气后，一边吐气，同时顺时针方向以脚来画一个大圆，再次吸气后，一边吐气，再以脚往逆时针方向画一个大圆。顺时针逆时针各画一个圆是一次。

强化全身肌肉：趴式抬腿

能均匀地强化全身的肌肉，尤其这个动作是需要同时用到手臂与腹部力量的高难度动作，也能修饰肩膀线条。

Point
进行中，身体要维持一直线。
抬起腿的时候，膝盖不能弯曲，要直直地伸长。

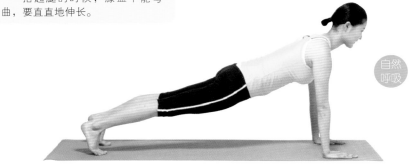

自然呼吸

1 趴在地板上，双手打开与肩同宽，手掌撑地。双脚打开与骨盆同宽后，打直手臂抬高身体，让身体呈一直线。

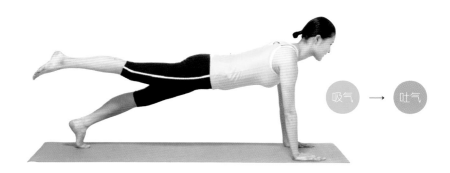

吸气 → 吐气

2 吸气后，一边吐气，同时右脚往后抬，伸长，维持这个姿势5秒。再次吸气回到动作1。左右腿进行1次算1次。

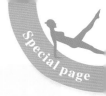
特别课程：只要压一压就能变瘦！
经络指压法

　　在人的体内，五脏六腑的气血通道称为经络，而在这通道中，能敏感地反映出人体内部状况的点称为经穴。简单来说，经穴可以说是在经络中流动能量聚集的地方。按摩经穴的话，能够帮助疏通不顺的气血循环，而气血循环变好，也能帮助体内脂肪的分解。

能帮助抑制食欲的经穴

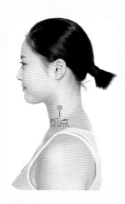

饥点

位置　耳朵旁边突出部位前方

效果　是治疗肥胖最常使用的穴道，刺激这里较不易感觉饥饿。

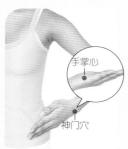

神门穴

位置　手掌心朝上，手指轻轻紧闭时，小指下到手腕关节之间，可以摸到一条硬硬的筋。

效果　可以安定精神的穴道，还能抑制因为压力产生的暴饮暴食。如果食欲突然暴增时，按压这里能帮助降低部分食欲。

指压方法

1 经穴所在的位置，每个人都不太一样。轻轻地按压会感觉到疼
　　痛的地方或是酸痛的地方即是。

2 拇指、食指和中指合并，以指尖的力量来按压经穴。轻轻按压
　　3~5秒。重复按压5次。

3 从位于身体下面的经穴开始往上近。

能帮助消除手臂赘肉的经穴

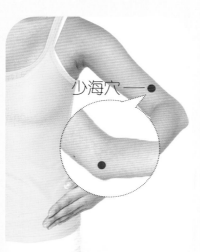

少海穴

少海穴

位置　手肘弯曲时，手肘横纹靠近
　　　　身体内侧处。

效果　对于手臂内部脂肪多的人，
　　　　按压少海穴可以增加手臂的
　　　　血液循环，并帮助分解体内
　　　　脂肪。

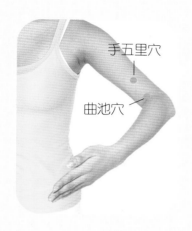

曲池穴

位置 位于手肘横纹的上侧。

效果 这是和大肠有关的穴道，可以消解便秘，增进手臂的血液循环，帮助排出体脂肪。

手五里穴

位置 位于曲池穴上方四指处的位置。

效果 有帮助大肠运动的效果，可以打造漂亮的手部线条。

帮助消除小腹赘肉的经穴

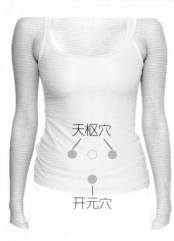

天枢穴

位置 位于肚脐左右两侧各向两旁约三指处。

效果 能调节胃肠活动的经穴，具有抑制食欲的效果。能帮助腹部循环与强化消化功能，也能消除腹部肥胖。

开元穴

位置 位于肚脐下方三指处。

效果 能刺激腹循环，帮助老废物质经由大小便排出。

帮助小腿线条的经穴

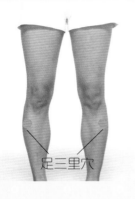

足三里穴

足三里穴

位置 足三里穴位于外膝眼下四横指
（约9cm）、胫骨边缘。

效果 是与胃连接的穴位，能帮助消
解过度的食欲，以及消除小腿
的水肿。

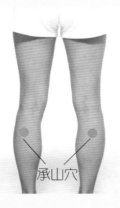

承山穴

承山穴

位置 后小腿肌肉的中间点。

效果 舒缓僵硬的小腿肌肉，打造
漂亮的腿部线条。

消除大腿赘肉的经穴

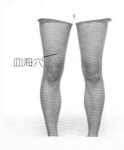

血海穴

位置 膝盖骨内侧往上三指处。

效果 帮助大腿的血液循环，消解老废物质堆积，改善生理痛与湿疹。

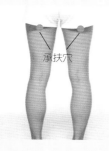

承扶穴

位置 臀部和后大腿交界的横纹中心。

效果 能帮助后腿部的循环。消除腿部的赘肉。

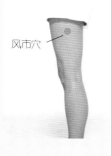

风市穴

位置 身体直立，双手下垂于大腿旁，中指指尖碰到之处。

效果 对消除大腿外侧的赘肉相当有效。

4

　　气血循环停滞的部位，非常容易囤积脂肪。这时应该要以能集中刺激停滞部位的运动来消除赘肉。在依据体型所做的CORE运动时，对于想要瘦身部位，可以加强运动，等到减到理想的体重后便可以逆时针对局部瘦身，打造更加纤细紧致的S曲线。

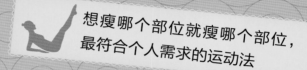

想瘦哪个部位就瘦哪个部位，
最符合个人需求的运动法

毫无缺陷的
S LINE
部位雕塑法

塑造纤细脚踝

此动作能增加小腿肌力，打造从小腿一直到脚踝的曲线纤细迷人。

Point

　　抬起脚后跟时，身体不能晃动，腹部施力。

　　放下脚后跟时要慢慢放下来，不要碰到地面发出"碰"的声音。

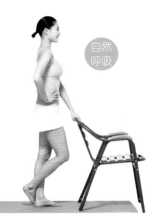

自然呼吸

1 将重心放在左脚，抬起右脚，右脚脚背放在左脚脚后跟处。右手放在腰上，左手抓住椅背或墙，稳住重心。

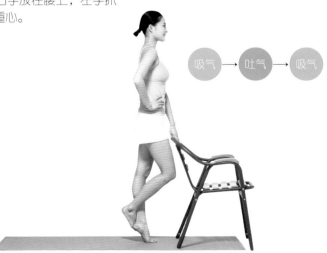

吸气 → 吐气 → 吸气

2 吸气后，一边吐气，跐起左脚脚尖。一边吸气慢慢地回到动作1。左右交换各进行1组运动。

**5次
2组**

打造毫无罗圈腿的完美小腿

舒缓容易僵硬的小腿肌肉，能打造紧实的腿部线条与大腿线条。

Point

> 如果小腿拉扯到有点疼痛，可以缩短跨步的距离。
> 脚后跟不能贴到地板。
> 注意骨盆不要歪掉。
> 腰部打直。

1 脚打开约两肩宽，两手叉腰，一只脚向前跨一大步。后脚打直，踮起脚尖踩。

自然
呼吸

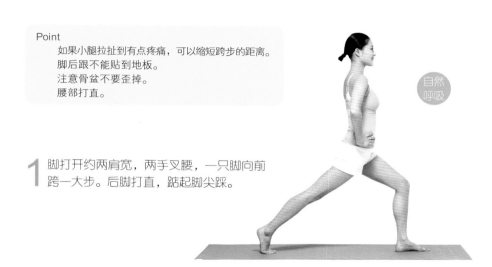

吸气 → 吐气 → 吸气

2 吸气后，一边吐气，后脚跟慢慢地向后踩地。维持这个动作15秒，感觉后脚中及后腿部充分地延展。一边吸气再慢慢地抬起后脚跟，重复5次后换边进行。

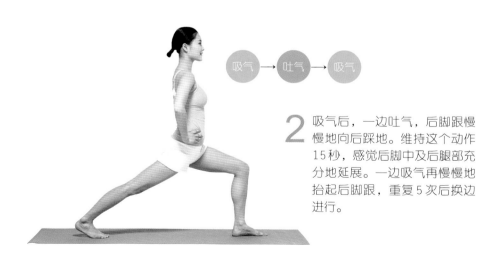

10次
1组

消除腿部水肿

此动作帮助血液循环，消除腿部水肿，能增加下半身的柔软性，强化肩膀。

1 躺在地板上，两腿并拢，双手自然放在身体两侧，吸气后，一边吐气同时以手掌撑地，慢慢地将脚抬到头部上方。

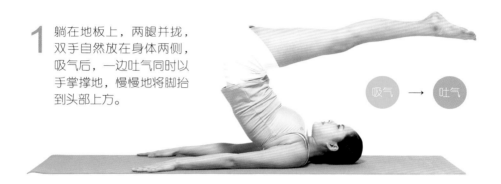

吸气 → 吐气

2 吸气后，双手撑住骨盆，双脚直直伸向天花板。

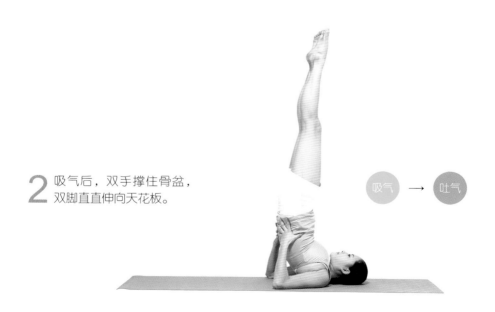

吸气 → 吐气

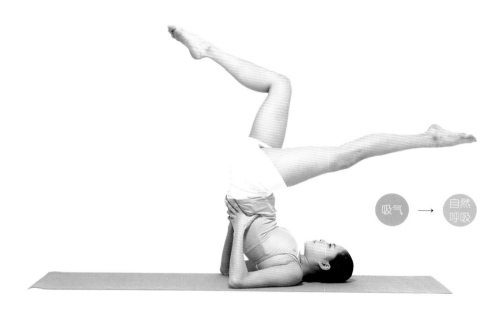

吸气 → 自然呼吸

3 一边吸气，同时像剪刀一样前后打开双脚，配合呼吸，像骑脚踏车一样。

10次 2组

雕塑修长紧实的腿部线条

雕塑从臀部到大腿的线条。强化大腿前侧的肌肉，打造充满结实的大腿线条。

Point
蹲下时，膝盖不能超过脚尖。
腰部打直，注意上半身不要像前倾。
感觉臀部上下移动来进行，而不是蹲下的感觉。

自然
呼吸

1 双手拿水瓶，双脚前后打开
两倍骨盆的宽度，站着。

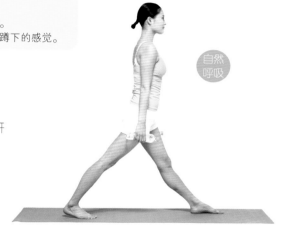

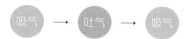

吸气 → 吐气 → 吸气

2 吸气后，一边吐气，前脚弯
曲后脚往上跪，尽可能都呈
直角，要慢慢地往下，在快
碰到地板时停止。再次吸
气，回到动作1。接着换脚进
行，算1次。

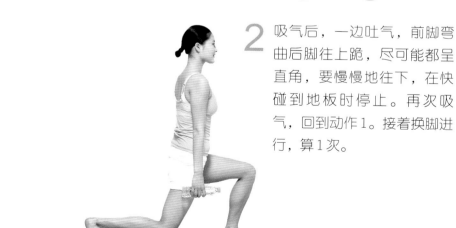

15次
2组

消除大腿赘肉

锻炼大腿内侧的肌肉，打造紧致修长的大腿线条，同时使肩膀的线条美丽动人。

Point
膝盖不能超过脚尖。
要打直腰和背。
脚尖与膝盖朝向外侧。
双手举起的高度不要超过肩膀。
注意臀部不要往后掉。

自然
呼吸

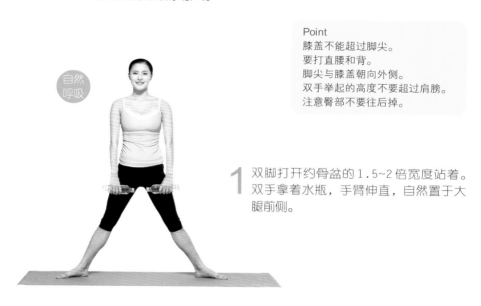

1 双脚打开约骨盆的1.5~2倍宽度站着。
双手拿着水瓶，手臂伸直，自然置于大腿前侧。

2 一边吸气，身体向下蹲到大腿
小腿呈直角。同时将双手举到
胸部的高度。蹲到最低点时，
一边吐气，同时大腿用力站起
来。双手同时放下回到动作1。

吸气 → 吐气

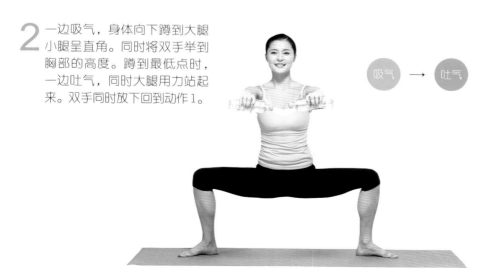

4 毫无缺陷的S LINE部位雕塑法 147

**4次
2组**

让下垂的臀部 UPUP

锻炼从臀部一直到后膝窝整体的线条，帮助下垂的 UPUP。同时强化脊椎周围的肌肉，矫正歪斜的脊椎。

Point
脖子与肩膀不要过度施力。
肩胛骨不要离开地板。
骨盆不要向左右歪掉。

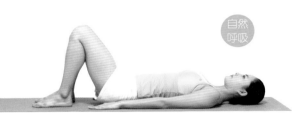

自然
呼吸

1 背部贴地躺着，双脚打开与骨盆同宽，
脚掌贴地。手自然地放在身体两侧。

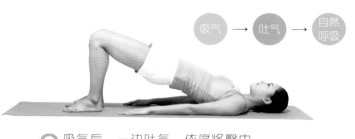

吸气 → 吐气 → 自然呼吸

2 吸气后，一边吐气，依序将臀中
——腰——背向上抬起。自然地呼
吸，并在最高点停留5秒。

吐气 → 自然呼吸

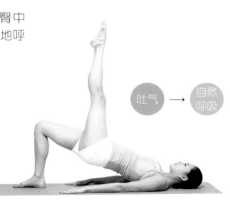

3 一边吐气，同时慢慢地将左脚
往天花板方向伸直。自然地呼
吸并停留5秒。

4 再次吐气，回到动作2。左右脚都进行1次算
1次。进行完1组后，回到动作1微调一下呼
吸，接着再开始进行第2组动作。

**15次
2组**

消除臀部赘肉

为了能锻炼臀部全体的肌肉，让臀部更显浑圆结实的动作。
同时能帮助雕塑大腿内侧和腰部的线条。

Point
从头到腰都要紧贴墙壁。
膝盖不能往前超出脚尖。

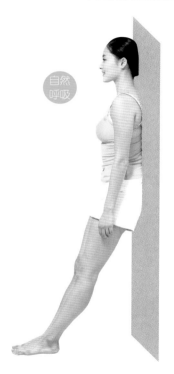

自然
呼吸

吸气 → 吐气

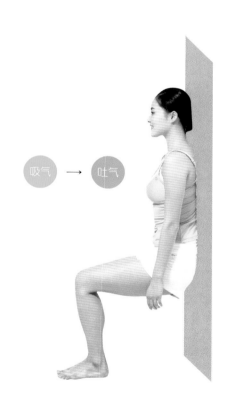

1 站在墙壁前50~60cm的地方，
双脚打开与肩同宽，从头到臀
部都要紧贴墙壁。

2 一边吸气，背贴着墙壁慢慢地向下滑。
一边吐气，臀部与大腿用力，慢慢地将
身体再推上去，直到膝盖打直，回到动
作1。再进行每组的最后1次（15次），
要在蹲下的最低点维持10秒。

15次
4组

打造纤细紧致的腰部曲线

此动作能强化两边腰侧前面的内、外腹斜肌，打造充满弹力
的腰部线条。

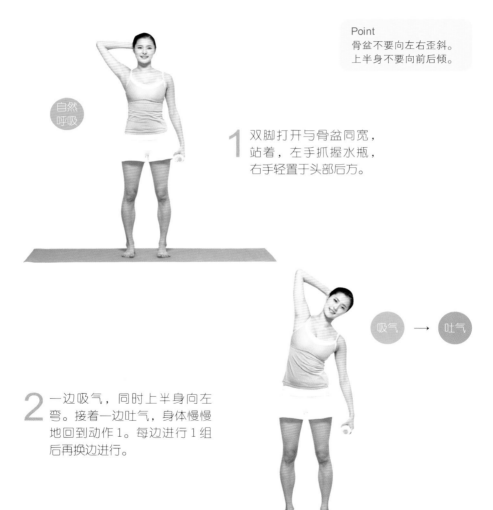

Point
骨盆不要向左右歪斜。
上半身不要向前后倾。

自然
呼吸

1 双脚打开与骨盆同宽，
  站着，左手抓握水瓶，
  右手轻置于头部后方。

吸气 → 吐气

2 一边吸气，同时上半身向左
  弯。接着一边吐气，身体慢慢
  地回到动作1。每边进行1组
  后再换边进行。

10次 2组

消除腰侧赘肉

能刺激位于腰侧的内外腹肌，修饰穿裤子时挤出来的赘肉。
这是想要拥有纤细的腰部，一定不能漏掉的动作。

Point
肩膀不要施力。
脚掌要贴地不要抬起。
骨盆固定不要移动，以
腹部的力量来扭转。

自然呼吸

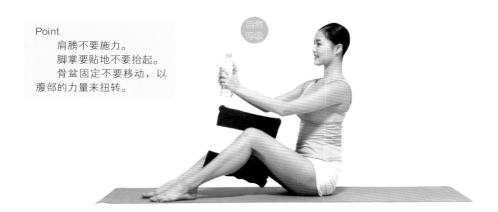

1 双脚打开与骨盆同宽，坐地、屈腿、脚掌踩地，在两膝间夹抱枕。双手在胸前抓握住水瓶。

吸气 → 吐气 → 吸气

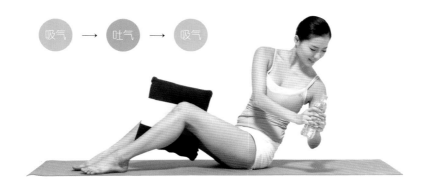

2 吸气后，一边吐气，慢慢地将身体往左后方扭转45度，左边的脚向地面倾斜。在脚跟快要贴到地面前的最低点，停留5秒。再次吸气回到动作1。接着换边进行，左右进行算1次。

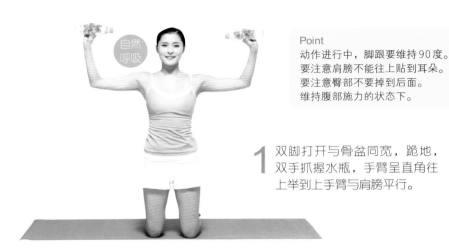

**10次
2组**

丰满诱人的胸部

女性的胸部均是脂肪，不可能光靠运动就使胸部变大，不过可以靠运动来锻炼胸部附近的肌肉，来让胸部集中，增加视觉上的丰满效果。

自然
呼吸

Point
动作进行中，脚跟要维持90度。
要注意肩膀不能往上贴到耳朵。
要注意臀部不要掉到后面。
维持腹部施力的状态下。

1 双脚打开与骨盆同宽，跪地，双手抓握水瓶，手臂呈直角往上举到上手臂与肩膀平行。

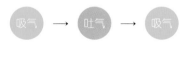

吸气 → 吐气 → 吸气

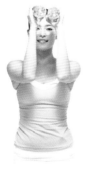

2 吸气后，一边吐气，手肘慢慢地向中间靠拢。在手肘快要碰到前维持5秒。一边吸气慢慢地回到动作1。

10次
3组

塑造毫无赘肉的美背

此动作能强化背部最大的肌肉——广背肌，而且能锻炼易随着年纪增长堆积脂肪的背部，帮助背部的血液循环，还能舒缓背后部的僵硬不适感。

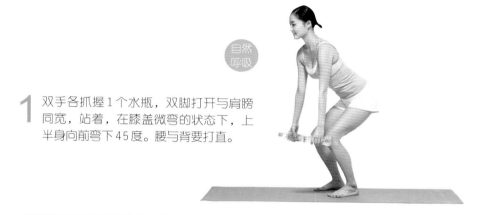

自然
呼吸

1 双手各抓握1个水瓶，双脚打开与肩膀同宽，站着，在膝盖微弯的状态下，上半身向前弯下45度。腰与背要打直。

Point
注意手肘后抬时不能向外。
腰和背都要打直，不能弯曲。
手肘要抬起到近90度左右。

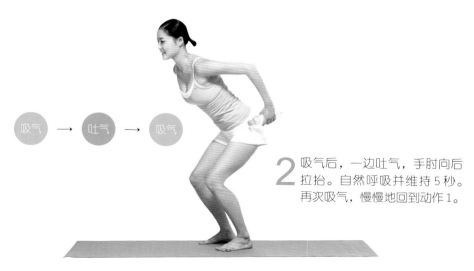

吸气 → 吐气 → 吸气

2 吸气后，一边吐气，手肘向后抬。自然呼吸并维持5秒。再次吸气，慢慢地回到动作1。

塑造结实的小腹

此动作能锻炼腹肌，打造高难度弹力的腹部，也能增强脊椎的肌力。如果平常有腰痛情形的人，也能获得舒缓的功效。

Point

　　注意腰不要离开地板，腰部要用力，以紧贴着板的感觉来进行。
　　双手伸到肩膀高度时要维持与地面呈水平。
　　不要用脖子的力量来抬起上半身。

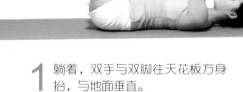

1 躺着，双手与双脚往天花板方身抬，与地面垂直。

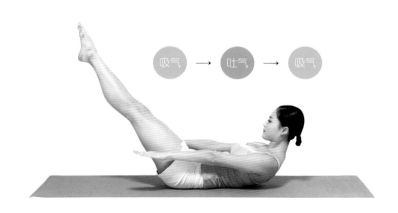

2 吸气后，一边吐气，手往身体两侧伸展并抬起上半身，同时两脚往下。一边吸气一边回到动作1。

**10次
3组**

打造纤细又修长的手臂

这个动作能锻炼从胸部、肩膀到手臂的肌肉，让手臂显得纤细又修长。

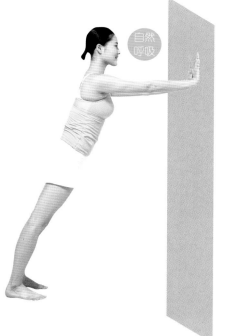

自然
呼吸

Point
　　要注意臀部不要向后掉，肚子也不能向前突出。
　　手肘不要抬到高过于肩膀。
　　注意手肘不要向外弯。

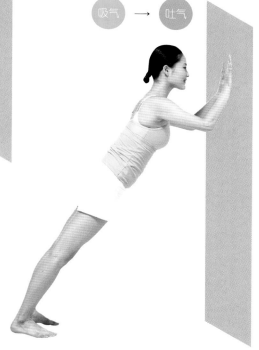

吸气　→　吐气

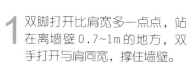

1 双脚打开比肩宽多一点点，站在离墙壁0.7~1m的地方，双手打开与肩同宽，撑住墙壁。

2 一边吸气一边慢慢地弯曲手臂。一边吐气，手臂慢慢地推着墙壁回到动作1。

消除手臂的赘肉

这是能雕塑俗称蝴蝶袖的手臂赘肉运动，并能强化手臂的肌肉，让容易松垮的上手臂内侧变得结实。

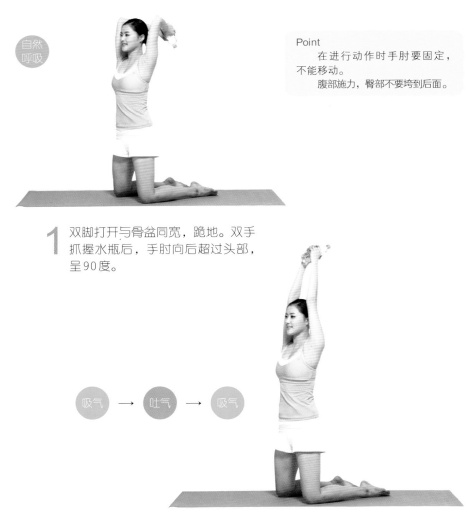

自然呼吸

Point
　　在进行动作时手肘要固定，不能移动。
　　腹部施力，臀部不要垮到后面。

1 双脚打开与骨盆同宽，跪地。双手抓握水瓶后，手肘向后超过头部，呈90度。

吸气 → 吐气 → 吸气

2 吸气后，一边吐气，双手慢慢地往天花板抬。一边吸气一边回到动作1。

10次
3组

10次
2组

雕塑迷人的锁骨线条

如果想要打造美丽的锁骨线条，一定要让向前弯曲的肩膀打开来才行。这个动作也能同时强化背部和肩膀的肌肉。

Point
要将手肘固定在腰侧来进行。
动作中手肘要维持直角。

自然
呼吸

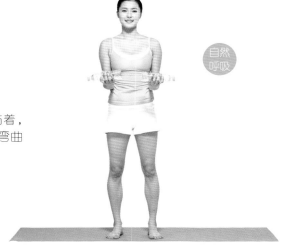

1 双脚打开与骨盆同宽，站着，双手各自抓握水瓶。手肘弯曲呈直角，紧贴着腰侧。

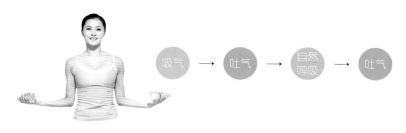

吸气 → 吐气 → 自然呼吸 → 吐气

2 吸气后，一边将手往外打开。在打开到极致的状态下维持5秒并自然呼吸。一边吐气一边回到动作1。

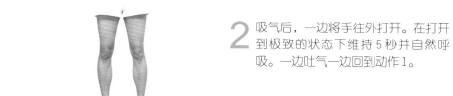

**10次
2组**

打造成充满女人味的肩膀曲线

这个动作能帮助肩膀前后肌肉的均衡发展，雕塑肩膀线条。
也能矫正前弯的肩膀。

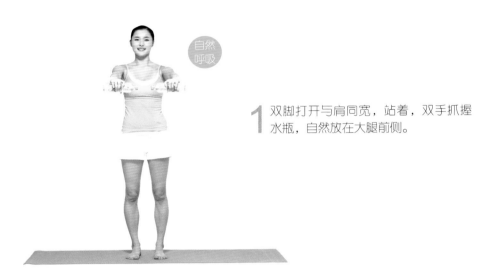

自然
呼吸

1 双脚打开与肩同宽，站着，双手抓握
水瓶，自然放在大腿前侧。

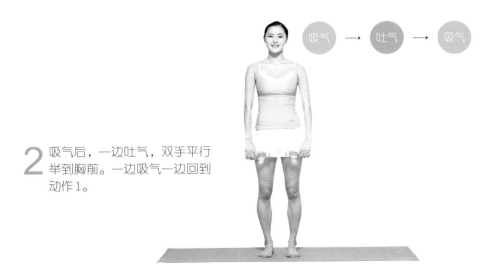

吸气 → 吐气 → 吸气

2 吸气后，一边吐气，双手平行
举到胸前。一边吸气一边回到
动作1。

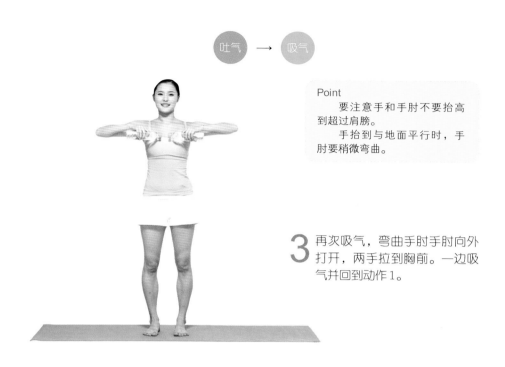

吐气 → 吸气

Point
　　要注意手和手肘不要抬高
到超过肩膀。
　　手抬到与地面平行时，手
肘要稍微弯曲。

3 再次吸气，弯曲手肘手肘向外
打开，两手拉到胸前。一边吸
气并回到动作1。

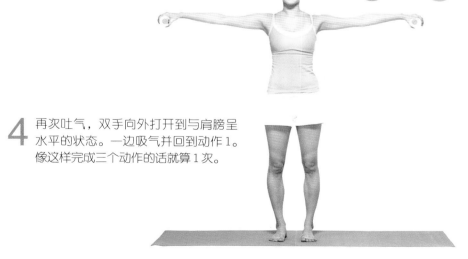

吐气 → 吸气

4 再次吐气，双手向外打开到与肩膀呈
水平的状态。一边吸气并回到动作1。
像这样完成三个动作的话就算1次。

**左右
2次**

消除双下巴

为了找回鲜明的小 V 脸，舒缓僵硬的颈部是非常重要的。如果能将脖子好好地前后舒缓延展的话，就能让下巴与脖子的线条更鲜明，消除双下巴。

Point
　　注意下巴不要过度的后仰以至于折伤颈椎。
　　从耳朵往肩膀方向倾斜面，而不是肩膀往上拉向耳朵处。
　　脊椎不要过度打直。

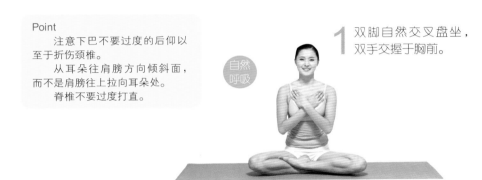

1 双脚自然交叉盘坐，双手交握于胸前。

2 吸气后，一边吐气，下巴慢慢往后，延展脖子前侧。自然呼吸维持这个姿势5秒。

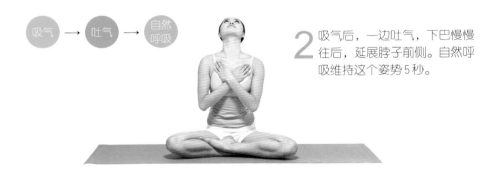

3 在下巴往上抬的状态下，一边吐气，右边耳朵往右边肩膀倾斜、自然的呼吸维持5秒。一边吐气，慢慢地回到动作1后，换边进行。

各个穴位
5次

打造巴掌小脸

借由穴道按摩来帮助脸部的气血循环顺畅，能让肌肤变好，消除水肿，打造美丽的巴掌小脸。

如果刺激位于颧骨下方凹陷处的颧穴的话，能让颧骨变小，改善法令纹，并且恢复脸颊的弹力。

扶突穴位于从脖子正中间向外两指处，也就是顺着耳朵下来脖子的中间。刺激这里消除脸部的水肿非常有效。

颊车穴位于咬紧牙齿时，下巴肌肉突起的地方。刺激这里能打造纤细印象的小V脸线条。

颧穴
颊车穴
扶突穴

Point

以拇指、食指和中指轻轻地按摩经穴即可。

因为每个人的经穴位置不尽相同，要找到按压时感觉酸或麻的位置就是了。

左右
2次

雕塑优雅颈部曲线 1

如果肩膀肌肉变僵硬的话，身体整体看起来也会硬邦邦的，只要能充分地舒缓脖子的肌肉，就能打造出修长纤细的脖子。

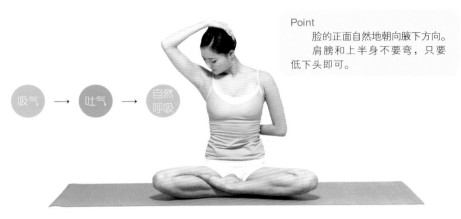

吸气 → 吐气 → 自然呼吸

Point
脸的正面自然地朝向腋下方向。
肩膀和上半身不要弯，只要
低下头即可。

1 双脚自然交叉盘坐，右手轻碰头部后方，左手放在后背上。吸气后，一边吐气，脸慢慢地朝向右侧腋下弯，右手轻按头部维持10秒。

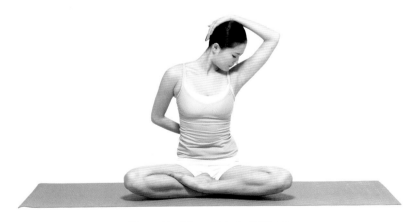

2 一边吐气一边回到原位置，换边进行。

左右
2次

雕塑优雅颈部曲线 2

错误的姿势会导致脖子肌肉僵硬。只要舒缓脖子的肌肉就能
达到打造美丽颈项的效果。

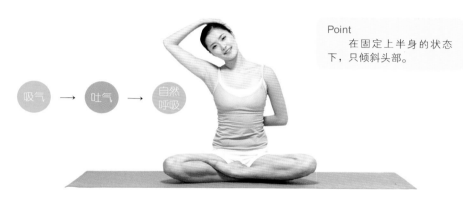

Point
　　在固定上半身的状态
下，只倾斜头部。

吸气 → 吐气 → 自然呼吸

1 双脚自然交叉盘坐右手轻碰头部左边，左手
放在后背上。吸气后，一边吐气，右边的耳
朵慢慢地往右肩弯下来，右手轻按头部维持
10秒。自然地呼吸。

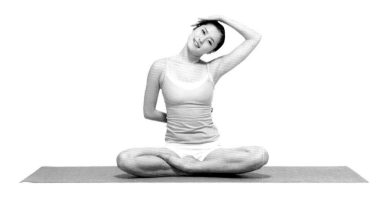

2 一边吐气一边回到原位置，
换边进行。

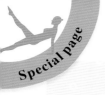
特别课程：关于中医减肥的疑问
Q&A

　　说到"中医减肥"，相信大家都会以为不需要运动或是饮食控制，只要吃中药就能够轻易减重了。不过，真的是这样吗？接下来我们就要告诉大家中医减肥的真相，并解开大家对中医减肥的疑惑。

Q 我身边有人光吃中药就能瘦下来了，真的只吃中药就能变瘦吗？

A 我不相信光吃中药就瘦下来这件事情，中药其实是为了恢复健康而设计的药方，从来都不是为了减肥目的而开始的。不过，如果服用含有大量"麻黄"这个药材的话，的确能够不经饮食控制和运动就能瘦下来，但是当体质不适合或是服用过量，很可能会导致心悸、盗汗等副作用，严重的话甚至会带来致命的危险。在选择减肥的方法时，还是必须优先考虑如何才能够健康的减重。一般中医减肥诊所都会先考虑患者的体质，而后开出能帮助恢复代谢功能的中药。

Q 如果实行推拿疗法或脊骨神经医学（chiropractic）能帮助矫正体型，还有必要辛苦的进行CORE运动吗？

A 推拿疗法或脊骨神经医学是利用手的推或是拉来将歪斜的脊椎或是关节"矫"回原位的一种治疗法。的确具有进行后就能帮助歪斜的骨骼回到原位的效果。不过如果持续以前的生活习惯的话，脊椎和关节还是会慢慢地又回到之前歪斜的样子。因此，我建议在以推拿疗法或脊骨神经医学进行矫正后，持续进行CORE运动来锻炼肌肉，并维持肌肉的均衡延展，才能维持正确均衡的体型。

Q 不管是运动还是吃中药，都一样减不下来。会不会有些人是因为体质的关系减不下来呢?

A 没有瘦下来的人，只会掉入瘦不下来的漩涡中。基本上，只要吃得多就会变胖，吃得少并且运动就会瘦下来。不过，我们的身体没有这么单纯。肥胖不只是因为吃太多、运动不足的关系而已，遗传、饮食习惯、体型和姿势、压力、环境等综合因素都会影响。这些问题如果无法获得综合的改善的话，是无法瘦下来的。而且，就算瘦下来，也会很容易变回之前肥胖的样子。假设是因为甲状腺疾病或是糖尿病而导致体重无法轻易减下来，最好到医院去寻求专业的帮助，清楚掌握问题的原因。

Q 我听说如果吃中药减肥的话，会让肝功能变差。

A 不论是中药或是西药，都会为身体带来负担。不是因为吃药而导致肝功能变不好，而是原来肝功能不好的人，在服用了药物之后会让肝功能变得更差。减肥中药一般都是能帮助减少食物的摄取，并且尽可能减少对胃或肝的负担为主。和其他减肥药对肝脏的影响相比的话，中药反而还算是比较安全的。

Q 如果是适合体质的食物，多吃也不会变胖吗?

A "吃符合自己体质的食物"，才能让身体维持在不会囤积过多体脂肪的健康状态，并不是表示说吃再多也不会变胖。举例来说，如果胃是偏寒体质的人，那么比起适合温热体质的糯米或鸡肉，反而吃较适合偏寒体质的海鲜或是麦子等较适合，不仅容易消化，而且对健康也较好。只要吃太多，就一定会变胖，这对于任何体质而言都是一样的。

Q 有氧运动的减重效果难道不会比 CORE 运动更好吗?

A 如果单纯地只想要减少体脂肪的话，有氧运动的确很有效。不过事实上，就减肥的人而言，有很多人一天只吃一餐，每天运动超过 1 个小

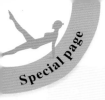
时，却依然瘦不下来。这是因为错误的姿势和体型会导致代谢功能和植物神经产生问题，让我们的身体变成容易囤积体脂肪的体质。在这样的状况下，不管怎么努力都不能像之前一样成功减重。而透过CORE运动能帮助减少体内不均衡的状况，让身体能够维持减重的成果。

Q 有哪些食物能帮助燃烧脂肪呢？

A 对健康有益的食物也具有帮助脂肪燃烧的功效。因为身体要健康才能有效率地代谢，而摄取的能量才不会转化为体脂肪。就中医的观点而言，体质寒冷的人，血液循环也较差，因此应该要摄取热性食物，像是生姜、辣椒、胡椒、咖喱等食物，能活络循环，提升代谢率。还有，像洋葱能减少体内的脂肪，因此是相当棒的减肥食品。不过，依然要再次提醒大家的是，应该要关心的是哪些食物有益我们身体健康，而不是哪些食物有减肥功效。

Q 听说多喝水能帮助减重，可是我如果多喝水就会水肿。

A 对水肿而言，不是因为喝了过多的水，问题在于喝进体内的水无法顺利被排出。因此，很可能不只是水分代谢异常，而是连身体整体的能量代谢力都有问题。如果是只吃了一点点就立刻变胖，这样就算利用严格的饮食控制或是运动都无法成功的减重。最好能先到医院去求助专业医师，在专业医师的协助下恢复身体的代谢功能才是上策。

体型矫正减肥法重点整理：请你跟我这样做，就能成功减重！

1　掌握自己的体型

上半身肥胖——乌龟型：因为驼背的上半身姿势导致上半身（脖子、肩膀、手臂）肥胖。

中度型肥胖——袋鼠型：臀部向后突出，体脂肪主要囤积在腹部。

全身肥胖——蜘蛛型：结合了乌龟型与袋鼠型的体型，与四肢相比，身体显得较胖。

下半身肥胖——蚂蚁型：只有臀部和大腿肥胖的体型，常出现在年轻女性身上。

2　维持正确的姿势

错误的姿势会导致体型的改变，并且成为体脂肪囤积的原因，因此应该要时常维持正确的姿势。正确的姿势不仅能提高身体的基础代谢量，还具有减重的效果。

3　挑选适合自己体型的CORE运动

透过CORE运动能够锻炼各个身体部位的肌肉，并且强化包裹着骨头的肌肉力量，能让歪斜的体型回到正确的位置。选择适合自己体型的8周CORE运动课程，一天只要实行50分钟到1个小时。就算无法每天做，只要有空时做一样运动就会有效果。

4　吃适合自己体质的食物

以符合自己体质的食物为主来用餐即可。最重要的就是必须要吃富含营养的五谷饭与蔬菜，均衡地摄取营养。充分地摄取蛋白质，对于白米和白面粉等单一碳水化合物多加节制，以杂粮、香菇、蔬菜类等复合碳水化合物来取代。